女のキレイは「歯」と「口もと」から

――歯医者が絶対に言わない歯列矯正の真実

林 晋哉＋林 裕之

講談社＋α文庫

はじめに

この数年間で、歯列矯正がちょっとしたブームのようになってきました。まるで美容院で髪形を変えるように、「歯並びを変えたい」という女性たちが増えているようです。

しかし、歯は嚙むためのたんなる「部品」ではないし、ましてや外見を飾るアクセサリーのようなものではないのです。ブームに踊らされて、健康な歯を削ったり、抜いたり、動かしたりすれば、体への悪影響は少なからず出てきます。

そうした体へのリスクを事前に知らされることなく、「歯並びを直せばきれいになれる」と信じて歯列矯正をしたあと、体の不調に悩まされ大変な思いをした人は決して少なくありません。きれいになりたくてやったことなのに、本来の美しさを台無しにするような結果になり、悔やんでも悔やみきれないという人もいます。

歯と全身にどのようなかかわりがあるか。噛むということは人間にとってどれだけ大切なことか。歯について、正しい理解が広まらなければ、ブームの陰の悲劇はなくならないと私は思っています。健康的な美しさを手に入れるには、見た目の歯並びよりも大事なことがある、ということを説明できればという思いでこの本を書くことにしました。

林《はやし》　晋哉《しんや》
林《はやし》　裕之《ひろゆき》

女のキレイは「歯」と「口もと」から◉目次

第二章 安易な矯正は危険と背中合わせ

第三章　子供の歯並びは「予防」と「安全な矯正法」で作る

第四章 噛み合わせこそ「キレイ」の決めて

写真提供　林歯科
本文イラスト　角口美絵

女のキレイは「歯」と「口もと」から

第一章　女の「キレイ」は歯で決まる？

あの人気歌手がテレビから消えたワケ

「芸能人は歯が命」だれもが耳にしたことがあるフレーズでしょう。数年前、頻繁に放映されていた歯磨き剤のテレビＣＭのキャッチフレーズです。

歯への関心を一気に高めたという点では、実にインパクトがあり、宣伝効果抜群のコマーシャルだったと思います。

一般の視聴者は「〝きれい〟とか〝かっこいい〟の決め手はやっぱり、歯ってことなのね」と思ったことでしょう。

歯科医の私は、このフレーズを聞きながら、まったく別のことに思いをめぐらせていました。

そのＣＭに出演していた男性タレントや歯磨き剤そのものとは無関係に、「歯が命、といえば……」と、何人もの芸能人たちの顔を思い浮かべました。

ヒット曲を立て続けに出していた女性歌手が、あるとき、歯並びががらりと変わっていたことがありました。いくぶん大きめだった前歯の代わりに、均等な大きさの歯がきれいに並んでいました。口もとの印象が変わったことで、少女から大人の女性にイメージが変わったように見え、一見、イメージチェンジは成功したかのようでした。けれど、テレビで彼女の顔を見て、私は「短期間にこんなにいじって大丈夫かな」と心配でした。案の定、歯を補綴矯正《ほてつきょうせい》して以後の彼女はスランプ状態が続き、テレビで見かけることがだんだん少なくなりました。仕事上でのトラブルや人間関係のもめごとが週刊誌に取り沙汰されることはあっても、肝心の歌のヒットは出ない。歯を大きくいじったことが心身に与えた悪影響は少なからずあったのではないでしょうか。

また、ある男性俳優は奥歯を抜いていました。演じる役のうえで「頬の削《そ》げたシャープな男」の印象が必要だったのでしょう。はまり役を手に入れたのち、個性的な俳優として活躍した人ですが、30代の終わりという若さで逝ってしまいました。歯を抜いたことが、死を早めた直接の原因になったとまでは言いませんが、健康を犠牲にしたことは確かでしょう。

演じる役柄やイメージチェンジのために歯をいじることは、芸能界では決して珍《めずら》しいことではないようです。珍しくないどころか、ここ10年ぐらいで、「デビュー前に歯を直せ」が芸能界では当たり前のことのようになっているようです。

女性アイドルのデビューが決まると、まず歯医者に連れていき、デビューまでの短い期間に真っ白できれいに揃《そろ》った歯に変えるのです。ワイヤーで歯並びを整える「歯列矯正」とは別の方法で、「補綴矯正」あるいは最近では「クイック矯正」と呼ばれることもあります。審美歯科《しんびしか》が得意とする矯正方法で、とにかく短期間に歯の見た目を変える。要は、歯の美容整形です。

健康な歯を小さく削《けず》って、そこにセラミックス製の人工の歯をかぶせる、いわゆる「差し歯」は「クイック矯正」によく用いられる方法です。従来の差し歯はセラミックスの中に金属が入っていますが、それだと金属の影響で歯茎が黒ずんでくるため、芸能人によく使われるのは全部セラミックスでできた差し歯。セラミックス部分を厚くするために、めいっぱいもとの歯を削るわけです。しかも、いちどきに、上下何本もの歯をまとめて削り、まとめて人工の歯をかぶせる。

「矯正」というには、あまりに無茶苦茶な方法です。歯の「物を噛《か》む」という機能を無視したいじり方というしかありません。

見た目が人気を左右し、人気が存在価値となり、莫大な収入につながる。そんな芸能界で生きる人たちならば、「見た目が最優先」になるのも仕方のないことかもしれません。

けれど、歯をむやみやたらといじることは命とりになることだってあるのです。決して大げさではなく、歯が全身に与える影響はそれほど大きいのです。

眩《まばゆ》いばかりの白い人工の歯もあらわに、満面の笑顔でテレビに映っているアイドルたちを見ると、私はなんともあわれな気がします。今、とりあえずの見た目が整ったとしても人工の歯を体が受け入れることができず、体にも心にもストレスを与えることになる。いずれ、表向きには「原因不明の体調不良」や「精神的なストレス」という理由でテレビから消えていく人があとをたたないのだろうな、と思ってしまいます。

髪形を変えるように、歯は変えられる？

ところで、芸能人のことはさておいて、最近もっと気になっていることがあります。

見た目に特別な価値を置かれ、莫大な収入にもつながる芸能界に生きる人々以外の人にも、「見た目最優先」の感覚が根づいてきていることです。歯に関していえば、歯並びが揃っていて白いことが「きれいな歯」の絶対条件と思い込まれているふしがあり、さらに、歯並びさえ整えば、美人になれると信じている人が少なくありません。

まるで、美容院で髪形や髪の色を変えるように、「歯を変えたい。まっすぐに揃った、白い歯にしたい」と気軽に審美歯科や矯正歯科を訪れる人が増えています。

「大人になってからでも遅くない。矯正で、きれいな歯は手に入ります」という矯正歯科の宣伝文句を鵜《う》呑《の》みにして、歯を直そうと決めた人も多いと思います。

女性誌などで「歯並びを直してきれいになる！」といった内容の特集が組まれることもあり、「歯を直すこと」がおしゃれの一部であり、流行のひとつであるかのように扱われています。

「歯並びがきれいになったら、男性にモテるようになった」「長年のコンプレックスが解消されて、自分に自信が出てきた」などなどの体験談が載っていることも多く、それが女性の読者の関心をひきつけているのでしょう。

「きれいになりたい」という気持ちはわかります。女性が積極的におしゃれをしたり、メイクをしたりすることは、楽しみのひとつだと思うし、それが自信につながるということは、男の私にも理解できます。

ただし、歯をいじることと、髪の毛を切ることやアイシャドウを塗ることとは、同じではありません。

髪形を変えたときに失敗したと思っても、数ヵ月もすれば髪の毛は伸びて、また別の髪形にすることはできる。でも一度抜いたり、削ったりした歯は二度ともとの形にはもどらない。

普通に考えればわかることだと思うのですが、美容目的で歯をいじるのは、あまりにも体にとってリスクが大きいことなのです。「取り返しのつかないこと」をしようとしている自覚もなく、歯を直すことで「キレイ」を手に入れようとする女性たちがいるという事実。

私には歯についての偏《かたよ》った情報が女性たちに「思い込み」を持たせ、間違った思い込みのために、女性たちが美しさを手に入れるどころか、台無しにしているようにさえ思えるのです。

大人の歯列矯正なんて、百害あって一利なし

矯正について、歯科医の考え方、治療方針はそれぞれです。美容目的で歯並びを変えることに積極的な人、歯並びを直すことが見た目のためだけでなく健康にもよいという考えのもとに矯正治療を行っている人、あるいは、患者の体に負担がかかるだろうと予測はしつつも、患者の要望とあればその要望に応じようとする人。

私自身は、成人してからの矯正については「百害あって一利なし」という考え方です。美容目的のために健康な歯を削ってセラミックスの差し歯をすることはもちろんのこと、ワイヤーで歯並びを変えることも、「百害あって一利なし」。ただし、機能矯正（歯の機能を確保するための矯正）は例外ですが。

歯列矯正が当たり前のようになってきた今どきとしては、「変わりもの」の歯医者

と思われるかもしれませんが、「歯はできるだけ削らない、抜かない」を基本にしています。虫歯の治療にさいしても、このことを原則にしています。治療のために削るのは最小限にとどめたいし、歯の神経をとったり、歯そのものを抜くのは「それが機能上欠かせない場合のみ」です。

なぜ、このような治療方針をとっているのか……。なぜ、矯正を「百害あって一利なし」とまで言い切るのか……。

それを説明するためには、まず、歯の仕組みについてお話ししたいと思います。

「噛む」ことは、成長とともに覚えたこと

普段、物を食べるとき、顎《あご》は当たり前のように動くため、とりたてて顎の動きの仕組みについて考えることはないかと思います。「顎に歯があるんだから噛《か》めるのは当然じゃない」という感じですね。

口に食べ物が入れば自然に動いて役目を果たすもの、と考えている人もいるかもしれません。体の機能とはそういうものではないか、と。

ところが、そう簡単な仕組みではないんです。

「噛む」という動作は生まれついての機能ではなくて、歯が生えはじめたころから、少しずつ習得し成熟していく動作です。

生まれたばかりの赤ちゃんは歩くこともしゃべることもできませんが、体の成長とともに、歩くことやしゃべることが上手にできるようになります。「噛む」ことも、同じように、自分で経験して、学習して習得していくものなのです。

例えば、左足と右足を交互に出さないと前に進まない、ということを動作を通じて赤ちゃんは自分で学習します。

物につかまらなくても歩けるようになると、次は目的地に早くつくためには、足で床をけって、勢いをつける必要があるということもわかってくる。体験したことは、脳に情報として取り入れられ、さらに発展した動きにつながっていく。

「噛む」という動きも、脳が学習し、動作にフィードバックされ、それを繰り返すことによって、上手に噛めるようになるのです。

具体的に、どのくらいの強さで噛みなさいと誰かに教えてもらったわけではないのに、歯が何本か生えるころには、大人と同じ食べ物を嚙み切ったり、嚙み砕いたりできるようになっています。

「この大きさで、このくらいの硬さの物なら、この程度の力を加えて歯を動かす」という、その人固有の「嚙み方」が成長とともにできあがってくるというわけです。

上の歯と下の歯を嚙み合わせるタイミングや力加減、歯を上下に動かすだけでなく左右に微妙にずらして物を嚙みつぶす方法、顎の筋肉の強さに合った口の動かし方、口の中での舌の動かし方、嚙みつぶしたものを飲み込むタイミング……。

嚙んで食べる、とひとことで言っても、その動きは実に複雑です。歯だけが仕事をしているわけではなく、顎、歯茎、舌、口の中の筋肉、顔の筋肉などなどの連係プレイで「咀嚼《そしゃく》」が可能になっているわけです。

このような一連の動きをひっくるめて、「咀嚼システム」といいます。聞き慣れない言葉かとは思いますが、歯を語るには欠かせないことです。

嚙むことは、ひとつの「システム」と呼ぶにふさわしく複雑な動作で、しかも、そのシステムをあなた自身も習得してきたということといっしょに、この言葉、ちょっと頭に入れておいてください。

矯正は「私だけの咀嚼システム」をガタガタにする

さて、この「咀嚼システム」、体の成長とともに、ひとりひとりがオリジナルな「噛み方」を身につけているという点が大事なところです。

上下の歯を合わせて、物をはさんで、つぶして、噛むという基本のパターンは共通しますが、どの歯を使うか、どのくらいの力を込めるかなどは人によって全く違います。歯の大きさ、歯の生えている角度、上下の歯が当たる面積、口の中の大きさが違うのだから、違って当たり前ともいえます。

歯並びがいい人も悪い人も、自分なりの「噛み方」を幼児のときから時間をかけて身につけてきたわけです。

だからこそ、歯並びがよい人も悪い人も物を食べるときに、いちいち頭で考えなくても食べ物の硬さや大きさに合わせて口を動かし、歯で物を噛むことが無意識にできる。

それなのに、ある日突然、歯がガラリと変わったらどうなるでしょう。今までの動かし方で噛めるはずの物が噛めない。歯の当たり具合も変わるから、力加減も意識しなければ噛み切れない。

長い間使っていた、自分なりの「咀嚼システム」が通用しなくなる。これは大変なことです。

もちろん人間には順応性があり、例えば虫歯の治療中は意識していつもと違う噛み方をすることもできるし、歯が一本抜けたら、それなりの噛み方に変わっていくこともあります。年齢を重ねるとともに、歯に負担をかけない噛み方を自分で身につけていきます。その変化もその人オリジナルな過程をたどる。調整を重ねていくことは「咀嚼システム」の成熟のプロセスともいえます。

けれど、短期間に複数の歯がガラリと変わってしまっては、順応可能な限度を越えて調整は追いつかなくなります。

体と心が悲鳴をあげても無理からぬことです。噛めなくなる。噛みたくなくなる。その影響が全身に及ぶ。そんな患者さんを私は数多く診てきました。

その人固有の咀嚼システムに目を向けず、見た目を最重視する審美的処置や、歯並びを直せば体にもいいはず、と単純に捉《とら》えている歯列矯正を「百害あって一利なし」というのはそのためです。

「歯並びのよさ」と「噛み合わせのよさ」はまったく別のもの

歯について正しく理解してもらうために咀嚼システムのことを説明しましたが、さらにもうひとつ、基本的なこととして「噛み合わせ」について説明しておきたいと思います。

「噛み合わせ」というと、虫歯の治療のあとなどに、上下の歯で薄い赤い紙を挟《はさ》んで、「はい。カチカチってやってみてください」と歯科医がチェックする、アレです。

「噛み合わせ」は「咀嚼システム」のかなめです。上の歯と下の歯がうまく噛み合わないと、噛むときに偏りが生じます。

噛み合わせは無意識にカチカチと上下の歯を合わせたときに全体的に、平均的に当たるのがよい噛み合わせ。さらに、上下の歯を前後左右にぐるりぐるりとすり合わせると、平均的にすり合う。このようなよい嚙み合わせであれば、物を嚙むときに、最小限の力で軽やかに嚙めます。自分ではどの程度、平均して当たっているかわかりにくいことなので、正確には歯科医の診断が必要なところです。

完璧な嚙み合わせの人はまずいません。「嚙み合わせ良好」と診断した人で、100点満点で60点ぐらい、という目安でしょうか。自分の嚙み合わせをベースに咀嚼システムが必要なだけの柔軟性、順応性をもって機能していれば、特に問題はないわけです。歯が1本少し歪《ゆが》んで生えていても嚙み合わせ的には80点という人もいます。

反対に、カチッと嚙むと、右側は上下の歯が強くぶつかるのに左側はあたっていないなど、不均等の度合いが大きいほど「嚙み合わせの悪い歯」といえます。一見、歯並びがきれいに揃っているけれど、実は嚙み合わせは悪い、ということは珍しいことではありません。

つまり、「嚙み合わせがよい」ことと「歯並びがよい」ことは、別のことなのです。

多くの人が「歯並びが悪いと嚙み合わせも悪いはず」と誤解しているのではないでしょうか。

この誤解のもとに歯並びを直して、嚙み合わせが70点から30点に激減してしまったというケースは実に多いのです。

それらの具体的なケースは第二章で説明するとして、ここでは、さらに歯並びに関する大誤解を解いていきたいと思います。

ハリウッドの俳優じゃあるまいし

先日、ある女性誌で「矯正で口もと美人に大改造」というような内容の記事を読みました。

そこに「こんな歯を目指せ！」と美しさの基準が次のように示されていました。

「前歯2本が左右対称で境目がまっすぐなこと。上の前歯の先端をつないだ線（スマイルライン）が下唇の内側の濡れた部分と乾いた部分の境目に沿っていること。歯と歯茎の境のラインが左右対称でデコボコしないこと、云々《うんぬん》……」

おいおい、みんながこれを目指してどうするんだ、ハリウッドのスターじゃあるまいしと私は思わず頭をかかえました。

そもそも、美しさの基準が「左右対称でまっすぐ」にあるのがばかばかしいとは思いませんか。人工的に作られる物の美の基準にはなりえても、自然なものにはそうそうありえない形状を歯列の理想形としてとらえているように思えてなりません。

「乱れているよりは、揃っているほうがきれいでしょ」という反論はあるでしょう。たしかに、デコボコよりもある程度揃っているほうが多くの人の目にきれいに映ると思います。

けれど、上の前歯の先端をつないだライン、歯と歯茎の境のラインがまっすぐである必要があるでしょうか。そのラインがいつも見えているということは、日本人の場合は多くはないのに……。

例えば、トム・クルーズやメグ・ライアンなど、ハリウッドの俳優たちは、ニコッと微笑むだけで歯がいっぱい見えるけれど、それは、口角が横に大きく開く口の形だから。上唇も口角と一緒に上にひきあがり、歯茎まで見えます。

一方、東洋人の場合は、少し笑っただけであそこまで口が大きく広がる人は少ない。話をするとき口を動かしても、上の歯は上唇に覆われて少ししか見えないという人も多いのです。

簡単にいってしまうと、西洋人と東洋人とでは顔の骨格が異なり、口の大きさ、歯の角度も異なる。

発音する言語が違うのだから、唇の動かし方も違う。そのために、人に見える歯の分量も明らかに違う。

にもかかわらず、ハリウッド俳優的な歯を「理想形」にするのは、なんとも妙なことです。見当はずれな理想を求めているともいえます。

鏡の前で、思いきり「イーッ」と歯を剝《む》き出《だ》せば、歯並びが悪いところが気になったりもするでしょう。でも、普段、そんな唇の形になることはめったにないのです。自分の歯並びが悪いと気にしている人は、実はこのことに気がついていないことが多いようです。

八重歯がチャームポイントの時代もあったのに……

ところで、「キレイ」の基準というのは実にあいまいなものです。実に主観的で、

「私はこれを『キレイ』と思う」という人もいれば、「私はそれよりこっちのほうがいい」と、それぞれの好みのようなものに本来は左右されます。だからこそ、ひとりひとりの個性に合った「キレイ」を表すこともできるわけです。

だれもが目指すべき絶対的な「キレイ」なんてものはないし、誰かが決めた基準に沿う「キレイ」を目指すことは自分らしい「キレイ」から遠ざかること、のような気もします。

けれど、どうも日本人の女性には誰かの決めた基準に沿いたがる傾向があるのではないでしょうか。

「歯並び」に関して、その傾向がはっきりと表れているように思います。

今でこそ、左右対称でまっすぐに揃った歯がきれい、というのが共通の認識のようになっていますが、「八重歯がチャームポイント」という時代が、ちょっと前にはありましたよね。

八重歯が女の子らしいキュートさや親しみやすい雰囲気のシンボルだったわけです。歌手の中にも「八重歯のかわいい○○ちゃん」といわれる人が何人もいました。

そのころは、「私も八重歯があったらよかったのに」と、八重歯は羨《うらや》ましがられるものでもあったわけです。

それがどうでしょう。今は八重歯は「直すべきもの」になってしまっています。「海外では、八重歯はドラキュラを連想させ嫌がられるから、早いうちに直したほうがいいよ。これからは国際化の時代だから」などという声を聞くようになったのは、おそらく'80年代になってからでしょう。しかも、ドラキュラは西洋文化の中の話であり、日本にはいないというのに。

「八重歯問題」ひとつとっても、「キレイ」とか「かわいい」の基準が、時代によってこれほど変わっている。つまり、とてもうつろいやすい基準に振り回されているともいえます。さしたる根拠もなく、「みんながいいというから、いいんだろう」ということで、歯並びにも一種の流行が生まれるのでしょう。

洋服や髪形を流行に合わせておしゃれをするのはいいけれど、歯は体の一部。時代のムードに合っていることよりも、「自分の体によい」ことが大前提だと私は思います。流行に踊らされて歯を「改造」するのは愚《おろ》かなことだとも思います。

アメリカ人のルックスへのこだわりは筋金入り

日本では’70年代半ばごろは、歯列矯正を受けるのはごく少数の子供たちだけでした。’80年代に入る少し前ごろから、ジワジワと普及しはじめました。そういえば歯にワイヤーをはめている子がクラスにいたなぁ、と思い出す人もいると思います。’90年代に入ると子供のための歯列矯正だけでなく、大人になってからも「美容のため」あるいは「健康のため」に歯並びを矯正する人が増えてきます。そして、’90年代後半から、審美目的での矯正が大ブーム。

ここ30年の間の日本の歯列矯正の流れをおおざっぱに捉えると、こんな流れになります。この流れはアメリカの影響をもろに受けています。アメリカのたどった歯列矯正の流れをだいたい10年遅れぐらいで追っているという感じでしょうか。

アメリカは歯列矯正の先進国です。今も最先端の技術は常にアメリカから入ってくるといってもいいでしょう。

アメリカには歯列矯正の技術が発達する、それなりのバックボーンがありました。

さまざまな人種が集まって社会を形成しているアメリカでは、ルックスというのはコミュニケーションの第一歩なんですね。

使う言語も、先祖の歴史も違う人が顔を見合わせたとき、相手に「自分はあなたの敵ではないですよ」と、最初に、見た目でアピールすることがコミュニケーションの基本にならざるをえないわけです。

歯がきれいに揃っていることは、「私は、ちゃんと歯の手入れをするような暮らしぶりの人間ですよ」というサインでもある。歯を見せて、少々オーバーに笑顔をふりまくのも「私はあなたを拒絶していない。あなたも私を拒絶しないで」というサイン。

また、アメリカでは人をほめるときに「グッド・ルッキング！」という言い方をよくするようですが、「かっこいい」とか「キレイ」という以前に、「感じがいい」とか「さわやか」というニュアンスが含まれているように思います。清潔感を与えるルックスがグッド・ルッキングなわけです。歯は「清潔感」をアピールするわかりやすい部分として捉えられてきました。

人種の坩堝《るつぼ》といわれる社会だからこそ、わかりやすいサインが必要とされ、その必要性を多くの人が身にしみて感じていたのでしょう。

他の国とはくらべものにならないくらい、ルックスに「社会的な意味」が加わっているのがアメリカなのです。ルックスへのこだわりは筋金入りです。

経済的に余裕ができればルックスを整える。だから、ルックスを整えることがステイタスにもつながっていく。美容整形やさまざまなダイエットと同様に、歯列矯正の技術も発達していったのです。

それはアメリカの「文化」のようなものです。切実に必要とされるから、技術が研究され、歯列矯正の習慣が根づいていったという歴史がある。

一方、日本はというと、戦後、経済の高度成長の時期、アメリカでよしとされているものはなんでも取り入れたかったんですね。

アメリカでは歯列矯正が当たり前だと聞くと、それを取り入れるのが進歩的で、豊かさの証明にもなったのでしょう。

「八重歯もかわいいよね」という、日本には日本の「キレイ」に対するおおらかな基準のようなものがあったのに、歯並びのよさはアメリカではステイタスの証《あかし》らしい、という情報が入ってくると、そっちになびいた。そしてアメリカの技術を見よう見まねで取り入れていったのです。

日本の歯列矯正の歴史は、スタートからして実に表面的だったわけです。

ワイヤー矯正は白色人種のためにある

ところで、アメリカで歯列矯正が根づいたのは、それなりの効果があったからだと思います。子供のときに、ワイヤーをかけて矯正をすれば、ある程度きれいに整った歯並びにすることができる。確実な効果が期待できなければ、高いお金をかけて歯並びを直すことが広く普及することはなかったでしょう。

効果があるのは、考えてみれば当然のことかと思います。ワイヤーを使っての歯列矯正というのはコーカソイド（白色人種）向けに考えられた方法なのですから。コーカソイドの顎と歯に適しているからこそ、効果がちゃんと出る。効果がきちんと出るから、歯列矯正が歯科治療の一部としてしっかりと定着しているのです。

具体的に説明すると、コーカソイドの歯は我々モンゴロイド（黄色人種）の歯よりも、縦に長い。歯茎の上に出ている部分だけでなく歯の根も細長い。それから、横から見ると歯が上顎から垂直に伸びている。歯を支えている「歯槽骨《しそうこつ》」の角度が垂直に近いのです。そして、顎の奥行きが深い。そのため、正面から見た顔は細くても、口の中の容積は大きい。親しらずを含めて16本の歯が上にも下にも並ぶだけのスペースがあるわけです。

歪んで生えた歯を抜かなくても、ワイヤーで矯正して歯を動かせばスペースに収まるし、たとえば前歯が出っ歯気味でも矯正で内側に少し引っ張れば、歯槽骨が垂直なので矯正後の仕上がりは最初からまっすぐに生えた歯のように見えます。

こんなふうに、歯の遺伝的な特性にあった矯正方法を子供のときにするから、アメリカの歯列矯正は効果を上げていることが多いというわけです。

モンゴロイドの場合は同じようにはいきません。もともと歯が大きいという遺伝的な特性があります。骨格的には、顔が平面的で奥行きがない。スペースにいっぱいいっぱいの状態で歯が並んでいるので、ワイヤーで矯正して歯の捻《ねじ》れをとろうとしても、収まるスペースがないわけです。しかも、歯槽骨ごと多少前に出ています。よく「出っ歯」という言い方をしますが、あれは歯だけが出ているわけではなくて、上顎ごと前に出ているわけです。仮にワイヤーで矯正して前歯を引っ込ませても、歯槽骨は出たままだから、横顔の印象はさほど変わりません。

さらに問題なのは、日本人の歯は前の世代とほぼ同じ大きさを遺伝として引き継いでいるのに、顎は前の世代に比べて退化していることです。

顎は刺激の反応で成長する器官で、よく使うほど発達するのですが、戦前と戦後で、日本人の食生活が大きく変わって、柔らかい食べ物が増えたために最近の若者は顎が細くなったといわれています。顎が細くなれば、口の中のスペースはさらに小さくなる。斜めに生えてしまう歯や、脇《わき》から生える歯、歯の根の部分から重なって、歯茎にデコボコができるなど、歯列が乱れるのも、歯の大きさと口の容積のアンバランスが原因のひとつです。

顎の細い小顔になるほど、歯並びは乱れるといってもいいでしょう。つまり、日本人の場合は小顔と歯並びのよさは両立しにくいのです。

こうして比べてみると、ワイヤーで矯正しても日本人の場合は効果が出にくい歯と骨格なのだということがわかるかと思います。

子供のときに顎の成長に合わせて歯の矯正をするのならまだしも、顎の成長が止まった大人になってからの矯正が理にかなっていないということもおわかりいただけたかと思います。

貯金３００万円をはたいて外科手術⁉

骨格、歯の生え方が白色人種とは違うのですから、ワイヤーで矯正しても、期待どおりの歯並びにならないケースもままあるわけです。

それでも、自分の理想どおりの歯並びを手に入れたいと思えば、骨格を変えるしかないということになる。

実際、現在の歯列矯正ブームはエスカレートして「外科的手術をすれば、完璧な口もと美人になれますよ」と手術をすすめる歯科医もいます。

先日、うちに来た女性患者のTさん（26歳・会社員）も、そんな審美歯科の言葉にのせられそうになったひとりです。ある病院で外科手術による矯正（顎の骨を削って、顎の形を変えること）をすすめられたのだけれど、どうしたらいいでしょうかと、私の医院に来ました。

私はまず、彼女の歯の経過を聞きました。要約すると以下のようになります。

・小学校低学年のころ、「反対咬合《はんたいこうごう》」であることを親が気にしてワイヤーでの矯正を始め、矯正治療は小学校五年で終了（反対咬合というのはいわゆる受け口の形。下の歯が上の歯の前に出ている）。
・中学生になったころから後戻りしはじめ、「切端咬合《せったんこうごう》」になる（切端咬合は、上の前歯の端と下の前歯の端どうしが合わさる形）。
・「正常な咬合」ではないのがとても気になるので、審美歯科を受診したところ、外科的手術をすれば直るといわれた。費用は200万〜300万円。接客業のため、ワイヤー矯正のような人目にわかる装置は抵抗があるので、外科手術を検討中。

Tさんは、私が歯科技工士の兄とともに書いた『いい歯医者　悪い歯医者』という本を読んで、一度診てもらおうと思って、うちに来たとのこと。

Tさんの歯を診察しました。切端咬合ではあるけれど、現在のままで嚙み合わせは問題ない。顎関節にも異常なし。食事、会話での不都合もない。歯は充分に機能していました。

矯正後に後戻りをしたことを彼女は気にしているようでしたが、これは厳密にいうと後戻りではなくて、顎の成長です。

矯正が終了したのが小学校五年生、ということは、まだ成長期にあったわけです。もともと下顎が大きい骨格で、それが順当に成長して今の咬合に落ちついている。この歯と顎に合った咀嚼システムが作り上げられ、26歳の現在、体のどこにも不調なく、すごしている。見た目に関しても、本人が思いつめるほど下顎は目立ちません。

外科手術は必要ない。それが私の診断です。

しかし、まったく手術は必要ないと言っても、彼女は納得しないでしょう。貯金の300万円をはたいてでも、手術を受けて歯を直さなきゃと思いつめているのですから。

小さいときに「反対咬合はよくない」と刷り込まれていて、下顎が大きいことがずっとコンプレックスだったことが話の端々《はしばし》からうかがえました。私が「気にするほどではないよ」と言ったところで、彼女には気休めの言葉にしか思えないでしょう。

そこで私は、外科手術がいかに大掛かりなことかを説明しました。

「顎の骨を削るのは全身麻酔で行う大手術。麻酔で死ぬことだってないとはいえない。口の中の肉を切り開いて、血の海の中に骨がちょろっと見えて、その骨を削るんだよ。ちょっと間違えば、歯の下に通っている神経もザクッと切れてしまうような場所だよ。仮に手術がうまくいったとする。だけど、手術後はどうなると思う？　今までと顎の骨の大きさが違うんだからね。顎関節との関係も変わるし、歯の嚙み合い方も動き方も今までどおりにはいかないよ。

まるっきり他人の口になっちゃうようなもんだよ。明日から他人の足で歩きなさいと言われるようなものなんだよ」

写真や模型を使いながら、私はTさんに説明しました。説明を聞きながら、Tさんは泣きはじめました。

「きれいになりたい」の陰にある悲しい思い

しゃくりあげながら、Tさんが話したのは彼女の苦い経験でした。実は最近、失恋をしたのだそうです。つきあっていた人とぎくしゃくして、別れ話になったとき、彼に「オマエの顎が出ているから」ということを言われたらしいのです。それで、外科手術をしてでも、お金がかかっても、どうしてもきれいな歯並びと口もとになりたいと思った、と。

小さいころから歯のことにコンプレックスがあった彼女にとって、その男性の言葉はコンプレックスを増大させたのだと思います。ふられたのは歯のせいだ、きれいにならないと恋もうまくいかない、と思いつめたのでしょう。

Tさんだけが特別なケースではないのです。「きれいになりたい」という思いで歯列矯正や審美的な処置を望む女性には彼女と似たようなコンプレックスがあることが多いようです。

今の歯列矯正ブームが彼女たちのコンプレックスにさらに追い打ちをかけている。「歯を直せば、恋も思いのまま」というような宣伝文句に一縷《いちる》の望みを託そうとする女性は、今後、ますます増えそうな気もします。

「歯並びがきれいなのは美人の条件」と刷り込まれてしまった彼女たちの思い込みを解くのは簡単なことではありません。体に悪いことかもしれない、と薄々は気がついていても、それを打ち消して突っ走らせるほど「キレイ」という言葉の威力《いりょく》は強いのでしょう。

Tさんに対して、私ができることは、外科手術がいかにリスクの大きいことかを正確に説明することと、歯についての診断を明確に伝えること。

そのあとに、私は歯科医としてというよりも、彼女より年上でいくらか人生経験のある男としての意見も伝えました。

「あなたの歯はちっともおかしくないよ。あなたらしさの一部なんだし。それをどうこう言う男なんてろくなヤツじゃないから。自分はいい武器を持ってると思えばいいんじゃないかな。武器っていうか試金石《しきんせき》のようなもの」

数日後、Ｔさんからハガキが届きました。

「先生のご説明をうかがい、やはり外科手術による矯正はあきらめることにしました。先生のおっしゃるように、いろんな面で自分の考え方を今後は変えていけたらと思います。先生のようにクライアントのメンタル面も理解してくださる方に診ていただけて、ほんとうに嬉しかったです。泣いてしまって、すみませんでした。どうもありがとうございました」

必要のない外科手術を思いとどまったようで、私はほっとしました。

その人らしさが「キレイ」のもと

Ｔさんのように、子供のときに「反対咬合はダメ」と刷り込まれた人は多いはずです。

いわゆる「乱《らん》ぐい歯」「出っ歯」などとともに悪い歯並びの代表例として、審美歯科のパンフレットなどにイラスト化されていることもあります。左右対称で、まっすぐ生え揃った歯だけが「きれいな人」にふさわしい、とでもいうのでしょうか。

私は「キレイ」というのは、歯の形や大きさ、歯並びなどの「見た目」で決まるものではないと思います。全身からすれば、ほんの小さな面積にしかすぎない歯の「見た目」で決まるほど、「キレイ」は底の浅いものではないはずです。人が人を見るとき、顔の中の歯だけに焦点をあてて見ることはなく、その人の全体からかもし出される雰囲気に、何かを感じとり、「きれいな人」とか「かわいい人」と思うものではないでしょうか。

少しゆがんで生えた歯があったとしても、イキイキとした表情で会話をし、楽しそうにすごしている人にはその人らしい魅力があります。自分らしさをちゃんと受け入れている人が持つ、明るさや健《すこ》やかさ。それが「キレイ」につながっていくと思うのです。

テレビを見ていて、「あーあー、このコもこんなムチャな矯正して、大丈夫か？」と思うことも多いのですが、たまには「お、この人は歯に余計なことをしてなくて、いいね」ということがあります。

例えば、宇多田《うただ》ヒカルさん。よく見ると上も下もちょっと歯列が乱れているところ

永久歯の名称

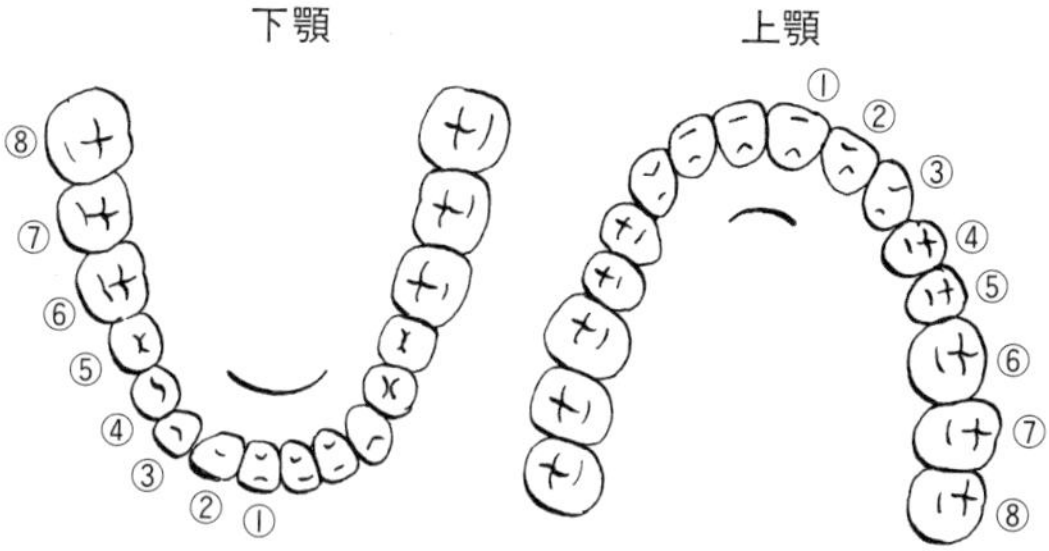

①中切歯　②側切歯　③犬歯　④第一小臼歯　⑤第二小臼歯
⑥第一大臼歯　⑦第二大臼歯　⑧親しらず

があります。けれど、それはちっとも彼女のイメージにマイナスではない。むしろ、のびのびと自分の才能を発揮している人らしい「自然体」の魅力を感じます。誰かに作り上げられたアイドルではなく、彼女自身が自分らしさを大切にしていることが彼女のルックスから伝わってきます。そこに知性というか、人としてのまっとうな賢《かしこ》さのようなものを、見る人は感じとるのだと思います。ミリオンヒットを生み出す一方でアメリカの一流大学に合格するという快挙も、自然体から生まれたパワフルさの証明のようなものです。

篠原《しのはら》ともえさんもまた、歯と個性が一致していてそれが魅力になっているひとりだと思います。彼女の歯列は上、左右とも側切歯《そくせっし》（中央の前歯二本の隣の歯）が内側に入っています。下はその部分が外側に出ている。一部分だけ反対咬合になっていて、顎が細くなった現代っ子にはよくある歯列です。矯正を考えている人の中にも彼女と同じような歯並びの人も多いのですが、彼女を見て、「歯を直したほうがきれいになる」と思うでしょうか。

少なくとも私は、そうは思いません。歯並びを変えてしまったら、彼女のチャーミングさは損なわれるような気がします。元気がよくて明るい彼女のキャラクターと個性的なファッション、トータルな魅力が彼女の人気につながっていて、個性的な歯並びも彼女らしさの一部です。

もしかしたら、おせっかいな友人やマネジャーが彼女に矯正歯科を紹介しようとするかもしれないけれど、あの歯を直せば、その時点で彼女はこれまでの彼女ではなくなってしまう。せっかくのオリジナルなキュートさや美しさは台無しです。

スポーツ選手の個性的な歯並びはズバ抜けた能力の印

個性的な歯並びといえば、スポーツの世界で活躍する人たちは、まさに、「個性的」です。

プロ野球選手の松坂大輔《まつざかだいすけ》さん、松井秀喜《まついひでき》さん、スキーの荻原健司《おぎわらけんじ》さん、プロゴルファーの丸山茂樹《まるやましげき》さん、シドニーオリンピックで活躍した柔道の選手たち、例をあげればキリがありません。

テレビでスポーツ中継をちょっと見ただけでも、男性だけでなく、女性のスポーツ選手にも個性的な歯並びの人が多いことに気がつくでしょう。

いわゆる「受け口」や「乱ぐい歯」で、一般的な見方をすれば「悪い歯並び」の部類に入ると思われる人が実に多くいます。

しかし、テレビに映し出される彼ら、彼女たちの笑顔を醜《みにく》いとは誰も思わないですよね。むしろ、大変な能力を発揮して、栄光を勝ち取り、人々に羨ましがられる存在です。

独特な歯並びは、彼らの運動能力を支えてきたといっても大げさではありません。天性として備わった運動能力が花開くためには、過酷なトレーニングに耐えうる頑強な肉体が必要で、体の成長とともに咀嚼システムが作り上げられているからこそ、あそこまでの能力が発揮できるのです。

例えば「受け口」のアスリートがいたとします。「受け口」であることは、その人にとってなんら不利な要素にはならず、それどころか、その嚙み合わせだからこそ集中力や瞬発力が発揮できる、という肉体の前提になっているわけです。もし、受け口を直したとしたら、作り上げられた咀嚼システムが崩壊するのと同時に、運動能力も落ちてしまうことは簡単に想像のつくことです。

スポーツ選手が「歯を直して成績を上げた」という記事を見かけることがあると思いますが、それはあくまでも嚙み合わせをよくするための治療で、単純に「歯並びを整えたから運動能力が上がった」ということではないのです。もちろん、「見た目」のためでもありません。

独特の歯並びは、彼らの才能のベースでもあり、ズバぬけた能力の印のようなものでもあるのです。

「歯並び」に優劣なんてない

こんなふうに言うと、まるで私が「歯並びの悪いことはむしろ優秀な印」と言っているように聞こえるかもしれません。

誤解してほしくないところです。私が言いたいのは、歯並びに優劣はないということです。歯並びだけをとりあげて、良い、悪いを判定することには意味がない、と言い換えることもできます。

たしかに、理想的な歯列というものはあります。理想的に機能する歯のモデルを作るとすれば、いわゆるきれいな歯並びになるのは、事実です。

ただし、それはあくまでも理想で、現実では人それぞれ引き継いだ遺伝子が違い、誰もが厳密にいえば歯が生える段階から「百パーセントの理想」からは大なり小なりズレたところからスタートしています。

人工的な産物ではないのだから、当たり前です。そして、「大なり小なりのズレ」が個性なわけです。そのズレ方に「正しい、間違い」もなければ「優《すぐ》れたズレ方、劣《おと》ったズレ方」もない。

そのことをわかってほしいと思います。

スポーツの能力に限らず、例えば数学的頭脳で計算をする能力も、楽器を演奏する能力も、人間のあらゆる能力は、体と頭の連係プレイがスムーズに行われることによって発揮されます。

歯も体の一部なのだから、不用意にいじれば、能力を損ねることになってしまう。健康も能力も損なって、自分らしさをイキイキと表せなくなった人をきれいといえるでしょうか。

女の「キレイ」は歯で決まる。そう言う人に対して、私だったら、女の「キレイ」は歯とのつきあい方で決まる、と言いたいところです。

次の章では、「歯列矯正、百害あって一利なし」の百害の具体的な内容を、患者さんの事例をもとにお話しします。矯正をしようかしまいか迷っている人には、特に参考にしていただきたいと思います。

第二章　安易な矯正は危険と背中合わせ

ハリガネ矯正はまるで盆栽のよう

歯の矯正という言葉を聞くと、前歯についたチップとそれをつなぐワイヤー、つまりハリガネを思い浮かべる人も多いかと思います。現在、主流になっている矯正法で、歯並びをきれいにするためのオーソドックスな一般的に認知されている方法です。

この矯正は、いたって簡単な原理で行われています。歯列の乱れの一番の原因は顎のスペース内に親しらずを除く上下28本の歯が収まりきらないところにあります。せまいスペースの中に収まるために、ある歯は前に出たり、ある歯は後ろに下がったりします。そこで、歯列矯正をするときは、まず第一小臼歯（二番手前の奥歯）を抜くことが多いのです。左右上下の計4本の第一小臼歯を抜くとスペースができるので、隙間をうめるように順繰りに歯を奥に移動させ、歯列を整えていくのです。

歯を動かすために、ハリガネを歯の中に通すわけにはいきませんから、歯の表面に金属やプラスチックのブラケットというものを接着します。ブラケットには小さな穴があいていて、そこにワイヤーを通します。通常、ワイヤーの両端を左右の奥歯に固定し、一本一本の歯につけたブラケットに通したワイヤーを締めつけていきます。ワイヤーはかなり硬いもので、強く引っ張れば、その力で出ている歯が引っ込み、引っ込んでいる歯が出て真っ直ぐに並ぶという寸法です。

ところで、普通に考えてみて、歯が動くのが不思議と思いませんか。歯は歯槽骨《しそうこつ》という骨の中に根を深く埋めることによって立っています。硬いものを嚙んでもぐらつかないのはそのためです。

それを動かすには、ワイヤーに相当の力が加えられていることが想像がつくと思います。矯正を始めて、ワイヤーを締めつけると歯は横から強い力で押されます。その力で歯はやや傾き歯槽骨の壁に当たる。当たった歯槽骨の壁の部分は歯槽骨の成分が溶けて吸収され、そしてできたスペースにワイヤーで固定された歯が移動していく。こうして歯を動かすわけです。

私には、このやり方が盆栽《ぼんさい》のように思えてなりません。ハリガネをあてて観賞用の形に仕上げるところなど、そっくりではないですか。

盆栽は無理やりねじ曲げられても痛みを訴えることはありませんが、人間はそうはいきません。口の中で盆栽のようなことが行われているのですから、その痛みは想像するだけでゾッとします。

たとえていうなら、小石をいっぱい敷きつめた靴で歩きなさいと言われるようなものです。しかもきつい靴ひもでギュッと縛られ、寝ているときも脱ぐことはできない。

食べ物に髪の毛が一本入っていれば、口にしたときすぐわかるように、口の中では、20ミクロンの違いが識別できると言われています。それほど敏感にできている口の中の歯に大掛かりな装置をつけて、何ミリ単位で歯を動かそうとするのですから、小石入りの靴よりもっと苦痛をともなうといっても大げさではないでしょう。

ところが、そのような痛みをともなうかもしれないという矯正のデメリット、矯正によって起こりうる体のトラブルなどのリスクについてはほとんど説明を受けず、矯正をスタートさせてしまうことが多いのです。

「知っていたら、やらなかったのに」と後悔する人を今後増やさないためにも、この章では、患者さんたちの個々のケースを例にあげながら、ワイヤー矯正の弊害《へいがい》について詳しく説明していきたいと思います。

見た目は揃ったけれど、体がおかしい

最初に紹介するのは、ワイヤー矯正で歯を移動させたために噛み合わせがおかしくなった典型的な例です。Yさん（女性・25歳・会社員）が私の医院を訪れるまでには、次のような経緯がありました。

・23歳のとき。1994年3月、友人の知り合いの歯科医が矯正治療を始めたため、以前から気になっていた歯並びを直してもらおうと受診。30万～40万円で、約2年間で歯並びがまっすぐになるといわれ、矯正を開始。
・1995年2月、ある夜、左顎関節部がとても痛くなるが、すぐ痛みはおさまる。上の前歯が前に出ているのが気になる。
・4月、抜歯しないときれいに歯が並ばない、と言われるが、抜歯せずに矯正を続ける。

・8月、下の前歯の隣接面を削る。
・10月、小さく口を開けただけで、右顎関節にクリック音（顎を動かすとコキコキと鳴る音）。左右の頬のふくらみに違いが出てくる。右顎関節部に痛みが出る。頭痛、吐き気をともない、夜、眠れなくなる。
・矯正をしていた歯科とは別の歯科医院に行く。その歯科医の紹介により、林歯科を受診。

私のところに来たとき、Yさんはひどい痛みと不眠、急激な体調の変化でなかばパニック状態でした。矯正歯科医が矯正前にとっておいた歯型の模型を持ってくることができたため、彼女の場合は矯正前後の状態を比較することができました。歯型を見て、私は彼女がパニック状態になるほど体調が悪化したのもムリはないと思いました。

矯正前の歯型を見ると、たしかに歯並びは整っているとはいえません。生え方がデコボコしていて、八重歯もある。上の前歯には内側に入っているものもあり、下の前歯もいわゆる乱ぐい歯です。けれど、この模型を合わせると上下の歯はうまく噛み合っていることがわかります。歯の凹凸が上下でちゃんとはまっていて、カタカタと揺らぐことがない。噛み合わせは安定していたわけです。

ところが、矯正後の歯型の模型のほうはというと、上下の歯を合わせても、隙間ができていて前歯は噛み合っていない。奥歯も上下の歯の凹凸がてんでバラバラで、あちこちに隙間ができていました。見た目としては、歯列はきれいになったけれど、噛み合わせをいっさい考慮に入れないで矯正されたことが一目瞭然でした。

来院したときのYさんは、ワイヤーをはめた口もとの歯並びは一見整ってはいましたが、肉体的な苦痛、精神的な大きなストレスのためか、顔にはケンがあり、見るからに辛そうな表情でした。きれいになりたいと思ってやった矯正がきれいを台無しにしかけているように私には見えました。

「キレイ」を取り戻すには時間がかかる

Yさんの体に不調が出はじめたのは、矯正を開始して、1年後ぐらいとのことでした。この点についても、典型的な例といえるでしょう。

Yさんの場合は歯を抜かずに、歯の外側からワイヤーをまわして歯列を整えるという矯正のプロセスだったようです。

矯正を始めた直後は、口の中に違和感こそあれ、まだ歯は動いていないので、なんとかそれまでの咀嚼《そしゃく》システムでものを嚙むことができます。でも、歯が大きく動く1年後ぐらいになると、嚙めなくなってしまうのです。

嚙み合わない歯で無理に嚙もうとすると、顎の骨にも筋肉にも負担がかかり、痛みが出てきます。このころからYさんは体の異変に自分で気づいてはいたのです。

ところが、それを医師に話すと、最終的に調整すれば正常になると言われ、ひとまず納得したそうです。それでも、苦痛と不安はおさまらず、再度、医師に不安を告げると、「私のやり方が気に入らなければ、やめてもらってかまわない」と言われたようです。今やめてしまったら困ると思って、医師にあやまって治療を続けてもらった、とそのときのことをYさんは話していました。

咀嚼システムが完全にくるい、嚙めない歯でなんとか物を食べていたのですが、矯正開始から約1年半後に嘔吐感、頭痛、顎の痛みがドッと押し寄せるように彼女を襲います。日常生活をおくることができないほどの痛みに体が悲鳴をあげたというわけです。

最初の問診で彼女が言ったのは「とにかく体の不調と顎の痛みをとってほしい」のひとことでした。

「そのためには、矯正装置をはずさなくてはならないから、また歯並びが乱れる可能性がありますよ」

念のため私がその点を確認すると、彼女はもう矯正装置はこりごりだというふうに、「それでもかまいません」と答えました。

Yさんに対する治療方針は、まず割りばし法とマッサージ（この方法についてはあとで詳しく説明します）で症状を抑え、少しずつ矯正装置をはずしていくことでした。

矯正装置をはずしさえすれば問題が解決するというわけではありません。なぜなら、約1年半矯正装置が入っていた間に、「嚙み方」は徐々に変わってきているわけです。いちどきに全部はずせば、それはまた急激な変化を口の中と顎に与えることになり、その変化に体はついていきません。咀嚼システムが機能しなくなるのです。

噛み合わせの具合を見ながら、噛めるところをキープしながら、ワイヤーの一部をはずし、その状態で少し噛めるようになったら、また少しはずし、噛む練習をしながら、次の一部をはずす、というように、あらたに咀嚼システムをつくり直すプロセスが必要なのです。

噛める歯と健康を完全にとりもどすために数年はかかるでしょうが、Yさんはワイヤー矯正で台無しになりかけていた20代半ばの「キレイ」を、矯正をやめることで取り戻すことができそうです。

痛みがとれ、噛み合わせの調整がすすむにつれて彼女は明るさをとり戻しました。けわしかった顔にやわらかい微笑みが出るようになり、顔の血行がよくなったために、顔色もずっとよくなった。きれいになる、というのはこういうことをいうのではないか、と私は思うのです。

歌えなくなった声楽科の女子学生

たんに見た目をよくするためでなく、自分の才能や将来の仕事にプラスになるはずと思って、歯列矯正を考える人も少なくありません。音楽大学で声楽を専攻している学生のMさん（21歳・女性）もそんな患者さんのひとりでした。

彼女には次のような経緯がありました。

・17歳のとき。声楽の練習時、発音が不明瞭と指摘をうける。
・18歳のとき。右顎関節部にクリック音（顎を動かすとコキコキと鳴る音）がある。

右下犬歯付近が前に出ているため、発音が不明瞭になるのではと思い、歯科を受診。下顎が右にずれていると言われる。抜けないまま残っていた右上乳犬歯を抜歯し、犬歯を萌出《ほうしゅつ》させるために切開する。とても痛い思いをする。
・音楽大学に入学した１９９７年４月ワイヤー矯正を始める。開始直後から、奥歯のみがあたり、噛みづらく、前歯でも噛み切れなくなり、人と食事をすることがストレスになる。話しづらくなる。

・8月、親しらずを4本抜歯するように言われる。左下の親しらずを抜いたところ、とても痛かったため、他の親しらずは抜かないことにする。

・1998年5月、上下顎の矯正装置を変える。体調や話しづらさに変化なし。

・1999年4月、喉が痛み、話したり食べると痛みは増す。喉を絞めつけられる感じがあり、歌えなくなる。声楽の練習を休む。首、肩の凝りがひどく、倦怠《けんたい》感、疲労感。

・2000年1月、引っ込んでいる上の犬歯をこれ以上前に出せないと言われ、別の矯正歯科を受診。装置を変える。金属のワイヤーに舌があたり、話しづらさが増す。食べ物がワイヤーにはさまるので食べづらい。

・2000年4月、喉が絞めつけられ歌えない状態をなんとかしたくて、雑誌の記事で読んだ林歯科に来院。

Mさんの場合、声楽を専攻しているため、発声が不明瞭と言われたことが、矯正を考える引き金になったようです。不揃いの歯並びのせいだと思ったわけですね。

声が小さかったり、しゃべるときに空気がもれたりして、人から「歯を直せば、解決するんじゃない？」と言われて気になりはじめるということは、わりとよくあることです。この人の場合は、声楽が専門だったために、発声に対しての指摘により敏感になったのも理解できます。

ところが、矯正を始めると余計に声を出しにくくなる。歌を練習しなければいけない時期に歌えないというのが、精神的にも大きな負担になったと思います。

なぜ喉が痛くなって、歌えなくなったかというと、原因は明らかにワイヤー矯正にあります。Mさんは歯の唇側だけでなく、上の歯には舌側、つまり歯の内側にもハリガネが装着されていました。引っ込んでいる歯を押し出すためにとられた措置です。

歯の内側に装置があると、当然、口の中の容積は小さくなります。

ところが舌の大きさは変わらないわけですから、舌が今までのようには収まらない。舌がワイヤーにあたったり、うっかり舌を噛んだりということが続くと、無意識に舌を奥に引っ込めるようになります。

舌を引っ込めるための筋肉は喉のまわりにあり、その筋肉は常時緊張した状態におかれることになります。

Mさんの「喉を絞めつけられる感じ」というのは、筋肉のこうした緊張の状態を指します。この状態では、これまでと同じように歌うことができなくなるのも無理はないし、食事がストレスになったのもうなずけます。

さらに、喉の奥には免疫に関係するワルダイエル咽頭輪《いんとうりん》というリンパ組織があります。喉が緊張していると、その器官を圧迫し、血行が悪くなり慢性炎症の状態に近くなります。そうなると、免疫力が低下して体が疲れやすくなったり、風邪をひきやすくなったりします。

Mさんが悩まされた倦怠感や疲労感も、ワイヤー矯正とは無関係ではなかったといえるでしょう。

マニュアル優先の矯正が悲劇を招く

Mさんの場合も、矯正歯科で矯正前の歯型をとっており、それをうちの医院に持ってきてもらったのですが、もともとの噛み合わせもあまりよい状態ではなかったようです。

もとの歯型を見ると反対咬合気味《はんたいこうごうぎみ》で、上下の歯の接触ポイントが少ない状態でした。反対咬合であってもきちんと噛み合っていれば機能的に問題はないのですが、接触ポイントが少ない場合は問題が起こりやすい。ギリギリの綱渡りのような状態で、自分なりの咀嚼システムをキープしていたのが矯正前のMさんの歯です。

ところが、ワイヤー矯正をしたために、さらに噛み合わせは悪くなり、歯全体でちゃんと噛み合っている箇所が2～3ヵ所しかないという状態になっていました。普通に口を閉じて歯を合わせても、上下の前歯が接触せず、また奥歯も左右でアンバランスな噛み合わせになっていました。

Mさんのようなもともとの噛み合わせが不安定な人は、ワイヤー矯正にもっとも不向きなタイプといえます。彼女が最初に行った歯科医が、もし噛み合わせのことを考慮にいれていたら、いちどきに歯を全部ワイヤーで固定することはなかったでしょう。

けれども、かなしいかな、矯正歯科医の中には、患者さんの噛み合わせがどういう状態であれ、とにかく歯を揃えたい、そのために歯にワイヤーをかける、というふうにマニュアルに従って治療をする人が多いのです。

また、噛み合わせだけでなく、歯の治療ではその人の「感受性」も本来ならば考慮に入れなければならないのです。

例えば、一見同じような歯列の人たちに同じようなワイヤー矯正をしたとします。理論上は歯並びがほぼ同じなのだから、痛みも、矯正装置に慣れるまでの時間も同じくらいになりそうなものですが、実際はそうはいきません。

口の中の違和感に慣れるのが早い人もいます。歯が動きはじめ、噛み合わせが変わっていく矯正開始1年ごろに、新しい噛み合わせになにごともなかったかのように順応してしまう人もいます。

一方、痛みや違和感に敏感な人の場合は、不快感と不安感がどんどん大きくなり、新しい噛み合わせに慣れる以前に体が拒絶してしまう、ということも人間の反応としては不思議なことではないのです。

感受性はそのくらい個人差のあるものなのに、誰に対しても「そのうち慣れますから」という決まり文句でしか対応しない矯正歯科医が多いのが現状です。

順応力のある人を基準にしたマニュアルに従い、そのマニュアルからはずれる反応を示す患者さんには適切な診療ができない。「お医者さんの言うとおり、慣れるまでガマンしなきゃ」という患者さんの辛抱強さに胡座《あぐら》をかいている。苦痛にたえられず私の医院に駆け込んできた患者さんたちの口の中を見ると、矯正歯科のそんな情けない現状が見えてきます。

立て続けに7本の抜歯をされた歯科衛生士

歯並びの見た目をよくすることを目的に矯正を始めると、思い描いたとおりの歯並びになるまで「いじり続ける」ということが少なくありません。

元歯科衛生士のCさん（31歳・女性）の6年間の矯正のプロセスは、まさにその例といえます。

・1990年、24歳のとき矯正歯科に衛生士として就職。

・1991年3月、以前よりすすめられていた矯正を開始。親しらず3本（左下、右上下）を2週間ごとに1本ずつ抜歯。左上の前歯、小臼歯3本（左上下、右下）を1週間に1本ずつ抜歯。

・1991年5月、ワイヤーを装着。歯痛、頭痛。以後1ヵ月ごとにワイヤーを調整するたびに歯痛、頭痛が3日間続く。

・1992年3月、歯科医院退職。9月出産。その間ワイヤーは装着したまま。

・1994年、口が開けづらくなり、両下顎角部（いわゆるエラの部分）に痛み。左顎関節にクリック音。視力が低下し、左右ともに0・5に。

・1995年2月、ワイヤーをはずし、保定装置（移動させた歯が後戻りしないように取り付ける装置）を入れる。肩凝りが増し、ひどくなると頭痛、吐き気をともない横にならないではいられなくなる。歯が嚙み合わないので嚙めない。

・1995年6月、上の前歯5本の神経をとり、レジンジャケット冠（いわゆる差し歯）を入れる。噛み合わない。

以後6ヵ月ごとに通院し、装置の調整。そのつど頭痛が増す。視力低下。左右ともに0・07。メガネを常用。
・1997年2月、保定装置調整後、吐き気、頭痛、肩凝り。以後、肩凝り、頭痛強くなる。

初診でCさんは噛めないため食べ物はほとんど丸飲みの状態であること、あくびをするとき口を大きく開けられない、背筋を伸ばして椅子に座っていられない、などの体の不調も訴えていました。いったいなぜこのようなことになったのか。

矯正歯科に勤務しはじめたとき、矯正をすすめられたということですが、実はこれもよくあることです。歯並びの悪い衛生士が対応したのでは、矯正歯科として説得力にかけるというわけなのでしょう。

矯正開始時に、親しらず3本を含む合計7本の歯を抜いています。顎が小さくて歯が重なって生えているので、それならば歯の本数を少なくして動かせばきれいに並ぶだろう、という安易な発想から矯正がスタートしています。

抜歯してスペースを作ったら次はワイヤーでグッと引っ張って歯を寄せていきます。Cさんはワイヤーの調整をするたびに頭痛がした、と言っていますが「調整」というより、ワイヤーでひたすら締めつけていたわけです。

前歯はワイヤーに引っ張られて舌側に傾き、奥歯は奥から手前側に寄ってくる。その結果一番奥の歯はがちっと上下が当たるのに、奥から2番、3番目の歯はまったく噛み合わなくなったのです。

さらにひどいのは、矯正を開始して4年後に、前歯の神経をとって小さく削って差し歯にしている。噛み合わなくなったことに関してはなんの対応もなく、審美的な「仕上げ」をする目的で前歯を差し歯にしたということでしょう。

差し歯を入れたあともCさんの口の中には保定装置が入っており、あまりの体調の悪さに耐えきれなくなった。そんなときに新聞の記事で、私の歯科医院の記事を読み来院したそうです。

矯正中、視力が急激に落ちてしまった！

矯正を始めてからのCさんの体調の変化のうちのひとつに視力の低下があります。それまではメガネを使用したことがなかったCさんですが、見えづらくなったと思って検査にいくと視力は0・5まで下がっていた。さらにその後、0・07まで下がっています。

通常、28歳、29歳のころというと視力は安定している時期です。目になんらかの疾《しっ》患《かん》でもないかぎりは、これほど急激な視力の低下は考えられないでしょう。

私は、Cさんのこの時期の視力の低下は矯正をしたことと無関係ではないと思います。

77ページのイラストは咀嚼にかかわる頭部の筋肉を図説したものですが、咬筋《こうきん》は目の下の頬骨から下顎にかけて斜めに位置しています。この咬筋をはじめとする咀嚼筋（咬筋・側頭筋・内側翼突筋《よくとつきん》・外側翼突筋）の働きによって、スムーズに物を噛むことができます。これら咀嚼筋は顔面、頭部に広い範囲で分布しています。つまり、歯を使うことは、口の中だけの運動ではなくて、顔と頭をとりまいているほとんどの筋肉と連係した動きなわけです。従って頭部の筋肉、頬の筋肉は首、肩と上半身の筋肉に影響を与えます。

歯が噛み合わなくなると、まず、咀嚼筋が凝ります。ギュッと緊張して筋肉が固まります。側頭筋も咀嚼筋ですので当然凝りが生じ、回りの頭部の筋肉にもこの凝りが波及し、これが頭痛の原因ともなるわけです。頭部の筋肉の凝りがそのまま首、肩の凝りを引き起こし、それが肩や首の痛みにつながる。

矯正で体調を崩した人のほとんどに、咬筋・側頭筋の痛み、頭痛、肩凝りの症状が強くでるのは、筋肉のつくりを考えると当然のことなのです。

ところで、目です。目は6本の細い筋肉でささえられ、その周囲は他の筋肉につながり、さらにそのまわりの咬筋、側頭筋などの咀嚼筋、それをとりまく表情筋につながっています。これらの筋肉は同じ筋膜に包まれ、密接に連係しています。

視力の低下と、咀嚼筋の極度の緊張の関係はまだ医学的に立証されたわけではありません。しかし噛み合わせの状態が悪い患者さんに、目の疲れや痛みを訴える人が少

頭部の主な筋肉

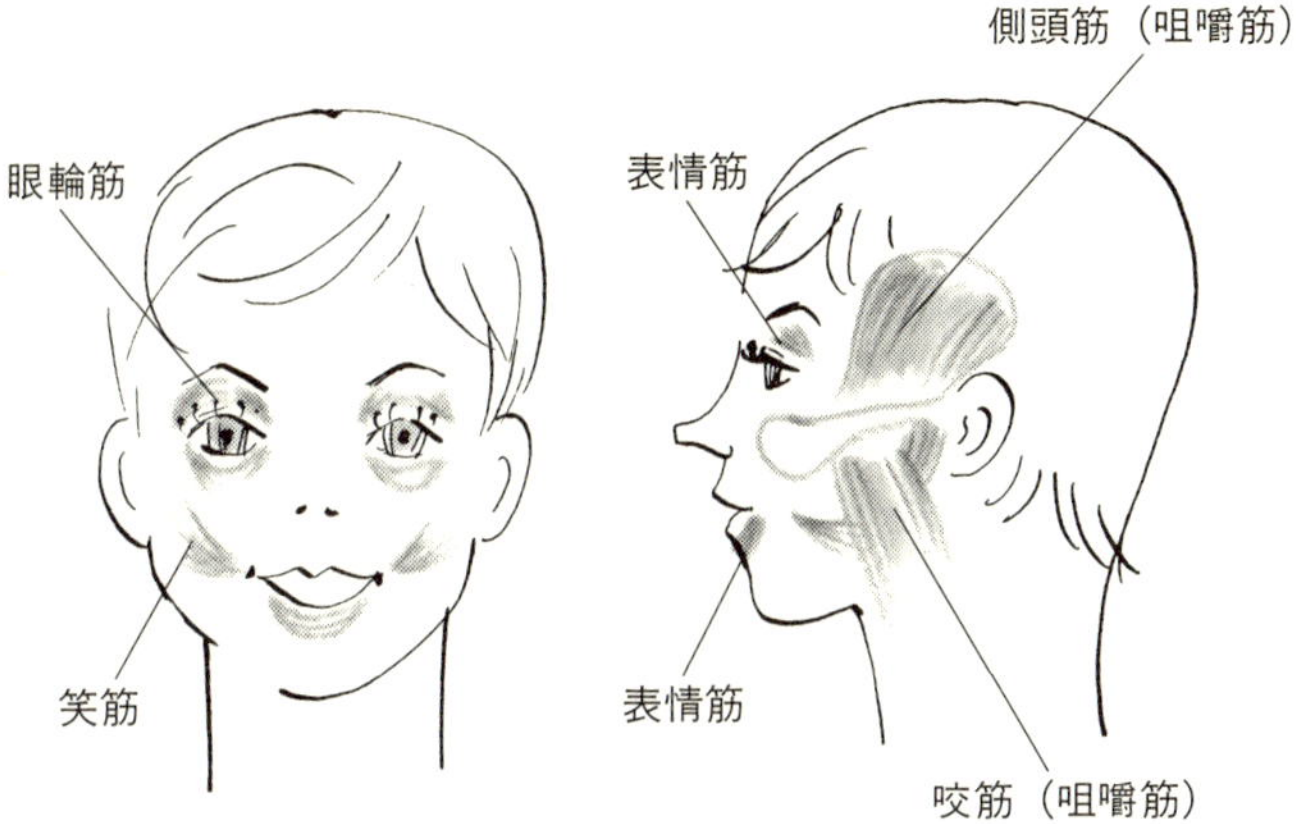

なくないという事実から、咀嚼に直接かかわる咬筋、側頭筋が凝ると、目の周囲の筋肉にも緊張を与え、その緊張が長く続くと眼球についている筋肉が持続的に縮《ちぢ》むということですから、眼球の形を変えてしまうこともあるのではないか、と私は考えています。

歯と目というと、一見、なんのつながりもないもののように思えるかもしれませんが、人間の体は筋肉と骨で全身がつながっているということを考えれば、歯をいじったことの影響が体のどの部分に現れてもおかしくはないのです。

突発性難聴に悩まされた30代の主婦

もちろん歯列矯正をしたら、だれもが健康を損ねるわけではありません。前に説明したように、並び変わった歯に順応して、新しい噛み方に移行できる人もいます。ただし、症状として顕在化しなかっただけで、体になんらかの影響はあったはずで、その影響が何年後かに症状となって現れることもあります。

矯正途中に、あるいは矯正終了後1～2年のうちに症状として体に現れる場合も、体のどこに不調をきたすか、その度合いはどの程度のものなのか、やがておさまるものなのか時間の経過とともにますますひどくなるのか、それは本当に人によって差があります。

この章でとりあげている患者さんの症状も、あくまでも、その人個人の症状の現れ方です。「こういうこともリスクとしてはあるのだ」ということを知っていただくためには、患者さんの個別のケースを示すことが、参考になるかと思い紹介しています。

というのも、歯の矯正後、体調を崩しても、最初のうちは患者さん自身が矯正とはむすびつけないことが多いのです。矯正は続ける一方で、体の不調を治したいために、内科や眼科、鍼灸院《しんきゅういん》、精神的なストレスから心療内科、あらゆる病院を訪ね、それでも原因がはっきりしないばかりか症状はおさまらないまま何年もすごしたという人は珍しくありません。もし、早い時点で、「矯正のせいかも」と疑っていたら、そこまで体の不調に苦しまなくてもすんだのに、と思えるケースが多いのが事実です。

次のケースのKさんも、体に不調があったにもかかわらず矯正を続けた例です。

Kさんは結婚して出産後、31歳のころ近親者に「出っ歯」をからかわれたことがきっかけで矯正を考えたそうです。ちょうど、「矯正は大人になってからでもできる」という情報が巷《ちまた》に広まりだしたころのことです。次のような経過をたどりました。

・1991年、34歳のとき、矯正装置を上下の舌側に（人には見えないでできるということから）入れる。左耳、左顎関節の痛みが1～2週間続く。

・親しらず3本、小臼歯4本、計7本を抜歯。上下矯正装置を歯の表側に入れ換える。肩凝り、噛みにくさがひどくなる。左耳が聞こえにくいので耳鼻科を受診したところ突発性難聴《とつぱつせいなんちょう》の中程度と診断される。

・1993年6月、左顎関節部の痛みが1ヵ月続く。矯正装置をはずし、下顎前歯の内側にワイヤーと保定装置を入れる。噛みづらさ、体調不良、続く。

・1996年、左上前歯がしみるがやがておさまる。

・1997年、保定装置は夜のみ入れる。

・1998年5月、左上前歯がしみる。6月、噛み合わせが悪くなっているので保定装置をずっと入れておくように言われる。7月、左顎関節部が痛み、矯正歯科を受診。レントゲンを撮り、異常なしと言われる。8月、左顎関節部の痛みが増す。左顔面、左首、肩がしびれる。頭が左へ引っ張られる感じがする。不安になる。9月、林歯科を受診。

抜歯をして矯正装置を入れた直後にKさんは突発性難聴になっています。突発性難聴というのは耳に疾患があるわけではないのに突然聞こえにくくなる症状で、主にストレスによって起こるとされています。

そのストレスとは精神的なものだけでなく、肉体的なストレスももちろん含まれます。耳の穴から耳の奥につながる外耳道は顎関節にとても近いところにあります。Kさんは矯正開始直後から左の顎関節に痛みを感じており、その顎関節の不調和が聴覚神経に影響していた可能性も考えられます。本来なら、矯正を担当した医師がこの段階で左耳の突発性難聴を、矯正を続けることへの危険信号として受け止めるべきなのです。

ところが、その後も7年間にわたり矯正を続けています。Kさん自身、耳の不調が直接、歯とは関係ないと思ったのか、矯正医からそのような説明をうけたのか……。けれど経過を見るとわかるように、その後Kさんの痛みは左側に集中し、しかも痛みの度合いは増していっています。

それでも、この矯正歯科医はレントゲンを撮って「異常なし」と診断したわけです。歯だけしか見ていないのです。歯というより、歯並びだけしか見ていない。

私のところに来たとき、Kさんの歯はかちっと合わせても、前歯の一部分、奥歯の一部分以外はまったく当たらないという状態でした。上下の歯を合わせるために顎を動かすときに引っ掛かりを感じスムーズに動かせない状態で、顕著《けんちょ》に不安定で偏りのある噛み合わせになっていました。

怖くて口が開けられない……

8年間矯正歯科医に通い、そのあげくがこの状態でしたから、Kさんの歯科医に対する不信感は大きいものでした。歯科医に限らず、医療そのものも信用できないという思いがつのっていたようです。それも理解できます。よくなろうと思って通ったのに、よくなったところはどれひとつないわけですから。

また、「自分に対しても、なぜ、こんなバカげたことをやってしまったのかという嫌悪感《けんおかん》があり、心から明るくなれたときがなかったように思う」とKさんは語っていました。歯並びを直して、自信を持ちたいと思ってやったことが、結果としては自己嫌悪の原因になってしまった。このような心理的なダメージも安易な歯列矯正の「百害」のうちのひとつといえるかもしれません。

歯をいじられると調子が悪くなるという図式が自分の中にできてしまったのでしょう。私が検査をしようとしても、最初のうちは、口を開けるのを体が拒絶するといった具合でした。

治療の第一歩は凝って固くなった筋肉をほぐし、口を開けられるようにすることです。割りばし法やマッサージで筋肉の凝りをほぐすことは、痛みの応急措置としても効果があります。もちろん、この応急措置で患者さんの体に起こったトラブルがすべて一度に解決することはありませんが、耐えられない痛みがひとまずおさまることが多く、患者さんたちは精神的な安定をとりもどせます。

それから、嚙み合っていないところを嚙めるように少しずつ処置や調節をしていって、それとともに、顎全体がスムーズに動くよう練習していく。歯そのものの治療というより、顎、口の中の全体のリハビリテーションをしながら、治療をすすめていきます。

気の長い話と思われるかもしれませんが、いったん咀嚼システムに大きな不調和が生じると、きちんと機能するように回復するにはそれ相当の時間がかかるのです。

うどんも食べられない症状

矯正のせいで、体に不調が起こることは少なくありませんが、「不調」の度合いは人によって実にさまざまです。大げさではなく、命にかかわるほど健康を損ねるケースもあります。23歳のときに矯正を始め、3年間あらゆる症状に悩まされたNさんもそうしたケースのひとりです。経過をまとめると次のようになります。

・1993年、23歳のとき、高校生のときより上の前歯が出ているのが気になっていたので、矯正を開始。小臼歯4本を、2週間に1本ずつ抜歯。歯痛、口内炎、頭痛。

・1994年秋、上下顎全体にワイヤーを入れる。歯痛、口内炎が悪化し、うどんも食べられなくなる。3週間に1回のワイヤー調整ごとに、痛みが増す。頭痛がひどくなり、不眠、肩凝り、難聴、耳鳴りがある。両側の首すじが腫《は》れ、喉が痛くなり、微熱が1週間続く。体調不良がひどく、矯正をいったん中断。体調、徐徐に回復。

・1995年2月、矯正装置が入ったままなので、矯正を再開。頭痛、難聴が増す。肩凝り、耳鳴りは変わらず続く。体の歪《ゆが》み（右肩が上がる）に気づき、担当医にそのことを告げるが矯正とは関係ないと言われる。花粉症になる。

・1996年、風邪をひきやすくなる。扁桃腺炎《へんとうせんえん》によくなる。頭痛、肩凝り、耳鳴り、難聴に加え腰痛。左顎関節にクリック音。

・1997年5月、新聞の記事を読み林歯科を受診。

おもな症状、経過をこうして書き出しただけでも、Nさんの3年間がどれだけつらい状態だったかがわかると思います。矯正開始後1年のときに、Nさんはひどい痛みでうどんさえも食べることができなかったといいます。噛むことはおろか、うどんを「すする」ことができない。ストローで飲み物を吸い上げるだけでも痛みを覚えたそうです。以後3年近く、Nさんは形のある食べ物は口にしたことがなく、流動食のようにドロドロの状態にしたものを飲み込む。それがNさんにとっての食事だったわけです。

満足に食事ができなければ、当然その間に体は弱ります。体に必要なエネルギーを食べ物によって摂取できないため、基礎代謝は落ち、免疫力も低下します。風邪をひきやすくなったり、扁桃腺炎にかかりやすくなったのもそのためでしょう。

歯の根が溶けて神経が剝き出しに

Nさんの痛みは尋常《じんじょう》ではありませんでした。私のところに来たとき、歯型をとるだけでも泣き叫びたくなるほどの痛みが走るとのことで、大変でした。

嚙み合わせを見ると、矯正によってまったく嚙み合わせが合わなくなっており、前歯と奥歯の一部がかろうじて合っているという状態で、他はすきまがあいていました。この状態のうえ、寝ているときや、日中の無意識のうちの嚙みしめにより、筋肉や顎関節に負担がかかります。また常にワイヤーで歯を引っ張っているのですから、痛みがあるのも無理はありません。それにしても、歯型をとるために歯に触れただけ

歯の構造

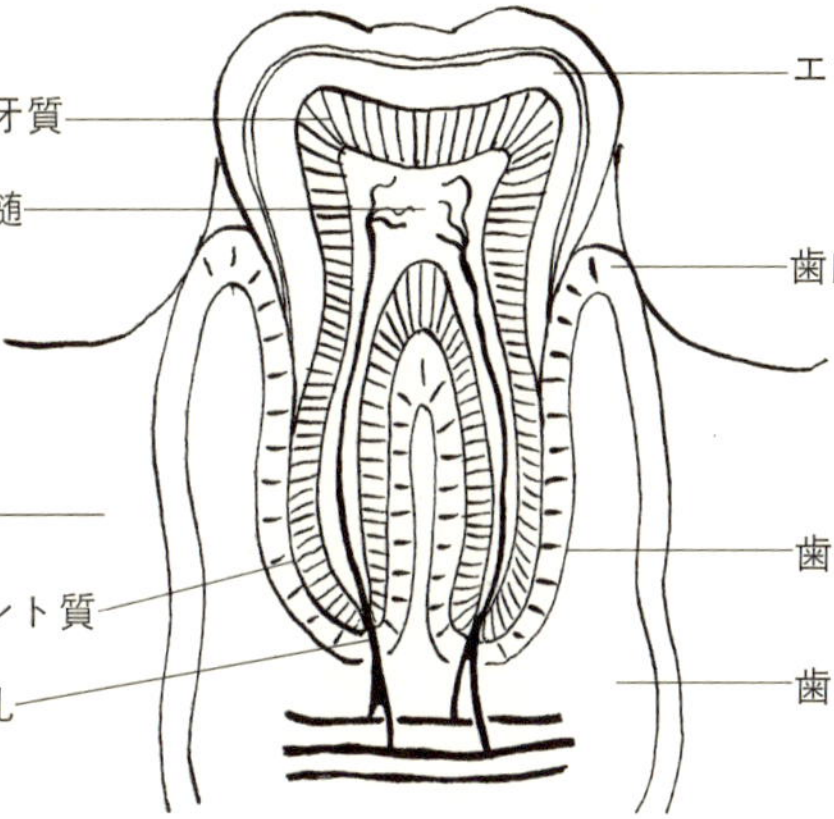

でも飛び上がるほどの痛みを訴えることが私は気になりました。

そして、治療用の検査で顎全体のレントゲンを撮ったところ、驚くべき状態になっていたことがわかりました。

下の前歯2本と右上の奥歯1本の歯根が途中でなくなっているのです。歯の根が溶けてしまっている。

原因はすぐにわかりました。歯は相当な長さの根を持っています。イラストのように、成人した人の歯は根の部分も完成した状態で、しっかり固定されているわけです。完成している歯をギューッと引っ張って、歯を支えている歯槽骨を変化させて歯を少しずつ移動させるのが歯列矯正の原理ですが、あまりに急激に強い力を加えることは、歯槽骨の変化を待たず、無理やり歯の根ごと動かすことになります。

歯茎より上に出ている歯が傾くと同時に、同じ力で歯の根は反対側に傾く。クギを斜めに打ったときを思い浮かべてもらうといいかもしれません。傾いた歯根が歯槽骨にぶつかり、収まるところがないため溶けてしまったのです。

それだけならまだしも、溶けた歯根の先で神経や歯根膜に炎症が起き、「痛み」として感じる。歯になにかが触れただけで、飛び上がるほどの痛みを訴えるのも決して大げさではありません。

ワイヤーを使った矯正でも、ここまでひどいものはあまり見たことがありません。矯正のスピードが速すぎたのが原因でしょう。歯の根が溶けてしまっては、再び根が再生するということはないわけです。加齢にともない、ぐらつきやすくなったり抜けやすくなったりする可能性は大きいでしょう。ワイヤー矯正をしたことで、歯の寿命を縮めたことは否めない事実です。

そして、当面は根の部分に関しては炎症がおさまるのを待つしかありません。ワイヤーで引っ張ることを止めれば、溶けてしまった歯の根の先の炎症はおさまっていくことが多く、短くなった根であれ、そこに歯が落ちつこうとします。やがて神経をおおうように歯槽骨が安定すれば痛みは少なくなっていきます。

治療方針としては、矯正装置を徐々にはずしながら、歯の高さで足りないところは足して、強く噛み合っているところは削って噛み合わせを平均化しながら、顎のリハビリテーションも行っていくという大きな流れは他の患者さんと同様です。ただ、痛みの度合いがひどいぶん、本当に少しずつしか治療できません。

けれど、確実に全身の状態はよくなってきています。うちでの初診から3年後、Nさんの全身状態は次のように変わりました。頭痛、肩凝り、腰痛がなくなった。耳鳴り、難聴も解消。花粉症、扁桃腺炎になることがなくなった。そしてなにより、「物が食べられるようになったことが嬉しい」とNさんは言っていました。

体に次々と不調が起こった矯正期間中のことは今でも思い起こすと恐ろしく、二度と体験したくない痛みであり、他の人も味わってほしくない痛みだとNさんは語っています。

歯と全身には密接な関係がある

さて、5人の患者さんのケースをもとに、ワイヤー矯正によって体にどのような悪影響があるかを説明してきました。歯をいじることは、口の中だけにかかわることではない、ということが具体的におわかりいただけたかと思います。

ここで、さらに歯と全身とはどう関係しているかを補足的に説明したいと思います。

あらためて言うまでもなく、私たち人類は、直立歩行をし、足で自由に歩くには重い頭を安定させなければいけません。頭を支えるために、太くて強靭《きょうじん》な筋肉が首のまわりから背中にかけて付いています。

これらの筋肉を適度に緊張させることで、体のバランスを保ち、まっすぐに立ったり歩いたり、背を伸ばして腰掛けるという姿勢ができるわけです。

ところが筋肉が過度に緊張すると、筋肉の中を通っている血管や神経を圧迫し、神経伝達に異常が生じたり、血行不良を起こします。それが凝りや痛み、しびれなどの症状につながります。

前に説明した咀嚼筋のことをちょっと思い出してください。頭と顎の骨の間にある、大きな筋肉、それが咀嚼筋と呼ばれる、噛むときに使われる筋肉です

歯の矯正で噛み合わせが変わり、例えば、左側で噛みづらくなったとします。噛める右側ばかりで噛むようになると、右側の咀嚼筋が発達します。発達した右の筋肉によって顔は右側に引っ張られ、頭は右側に傾きます。すると、反対側、つまり左側の頭を支える筋肉が頭の傾きを直そうと強く働きます。

このような筋肉の働きすぎの状態が続くと、頭痛、首すじや肩、背中、腰の痛み、凝りが発生します。血行が悪くなり、手足の冷えをともなうこともあります。これらの症状は噛み合わせが悪くなった人の多くに共通して現れる症状です。

さらに頭の傾きが続くと、体が傾いてきます。肩が水平ではなくなり、背骨にも歪みが生じます。左右のバランスがとりにくいため、普通に歩いているつもりでも、つまずきやすくなったり、椅子に背をあててまっすぐ腰掛けることが苦痛になったりします。背骨の傾きのため、内臓が圧迫され、負担をかける可能性もあります。胃痛、

便秘などの症状はその代表的な例でしょう。内臓の各器官だけでなく、免疫力が低下して感染しやすくなり、あらゆる病気を引き起こす原因にもなります。

そして、もうひとつ、歯と脳が密接に関係していることも見逃せません。一章で「咀嚼システム」についてふれましたが、噛むという動作は、その人が成長とともに習得してきた動作で、脳に「噛み方」がインプットされています。そして、人は噛もうとするたびにいちいち考えなくても、噛むための動きができる。ところが、スムーズに噛めないとなると、逆に脳にストレスがフィードバックされるわけです。

脳にストレスがかかり、自律神経のバランスが崩れると、症状は実にさまざまな形で現れます。不眠症、精神的なイライラ、慢性的疲労感、耳鳴りや難聴、鬱的《うつてき》な傾向など、いわゆる不定愁訴《ふていしゅうそ》といわれる症状が、日常生活に支障をきたすほど現れることも珍しくないのです。

「原因不明。おそらく精神的なものでしょう」と病院で診断され、ますます不安が大きくなり、脳にかかるストレスは増え、そうなると体調もさらに悪化するという悪循環に陥《おちい》るケースもあります。

歯から遠いと思われている器官にも、一見、歯とは無関係に見える精神状態にも、歯はこれほどまでに密接に関係しているのです。

「安易な歯列矯正は百害あって一利なし」と口がすっぱくなるほど私が言い続け、治療にさいして、噛み合わせと全身のバランスに細心の注意を払うのもこのためなのです。

矯正で手に入れた「キレイ」は一時だけのもの

見た目のみを重視して歯列を矯正することには、こうしたリスクがつきまとうわけですが、仮にさいわいにして体に支障をきたさず、矯正がうまくいったとしましょう。

さて、手に入れた「キレイ」、歯並びが整っているという状態は永遠に続くのでしょうか。

興味深い追跡調査があります。1988年ワシントン大学矯正科のレポートです。「下顎前歯矯正10年から20年後の術後の変化に対する評価」と題されたこのレポートは、31の症例を調査したもので、いずれも4本の小臼歯を抜歯したのち矯正したケースです。

追跡調査の結論として、「10年から20年にかけて叢生《そうせい》（後戻り）は増加していった。しかし保定装置除去後から10年の増加は少量だった。最終段階での診断用模型において、医学的に満足のゆく前歯矯正が行われると判断されたのは、たった10％の症例のみであった。術前の記録や、治療結果から考えてみたとき、これらの症例は予期できない違った状態になってしまって、明確に将来の成功を予測することは不可能であることを物語っている」と書かれています（「An evaluation of changes in mandibular anterior alignment from 10 to 20 years postretention」）。

ようするに、90パーセントの患者が後戻りしていたというわけです。

さらに、後戻りのパターンはそれぞれで、「共通のパターンは見いだせなかった」とあり、いくつかの例が示されています。専門的な数値による評価は難解なので、簡単にその結果をまとめてみます。

18歳で矯正した人の例。10年後までに後戻りがかなりすすんで、次の18年間でさらに後戻りをし、46歳のときには、矯正前とよく似た歯並びに戻っています。17歳で矯正した人の例。整列した歯並びは15年後にかなり乱れ、28年後には「矯正前の叢生より悪化しており、形態も元来のものとは異なっている」。15歳で矯正した人の例。30歳のときには「もとのパターンに似ていて、それ以上の叢生であった」。42歳のときには、さらに悪化。16歳で矯正した人の例。30歳のとき、後戻りはわずか。ただし、一歯のみ捻転《ねんてん》（捻《ねじ》れが生じること）が見られた。39歳ではかなり後戻りしている。

こうした例をあげたのち、レポートの最後あたりに、次のような言葉がありました。

「我々の若い患者とその両親たちは、予《あらかじ》め、術後の変化というものが起こる傾向があることを知らされている必要がある。彼らには我々に限界があることと、治療結果の維持についても明確に理解してもらわなければならない。矯正家は、決して安定した状態が起こることを予測できない」

と後戻りの可能性を患者に伝える必要を説いています。

期間限定の「見た目」にお金と体を懸ける価値はあるのか

日本の矯正歯科では、アメリカで行われているような追跡調査や、調査データという裏付けをもとにした患者への説明はなされていないのが実態です。「何歳になっても歯列矯正はできます」という宣伝文句の根拠はどこにあるのか、患者さんの側も疑問を持ってみるべきでしょう。

歯や顎は、体の他の部分からまったく独立して存在するわけではありません。歯は歯槽骨の上に乗っているのですから、歯列は歯槽骨の大きさや形に大きく関係することは言うまでもありません。

そして、歯槽骨は頭蓋骨の大きさや形に関係しているはずです。そこには親からの遺伝だけでなく、小さいときにかかった病気も関連してくるかもしれません。さらには、その人がどんなものを食べてきたかで顎の発達も違います。

そうしたいくつかの条件が揃って、その人の歯列が決まっているのです。ですから、成長がとまってから歯列を変えたとしても、歯列は本来あるべき形に戻っていこうとする力が少なからず働きます。

「歯の成り立ち」を考えれば、矯正後に後戻りをすることは少しも不思議ではないのです。

何十万円という大金や、大変な痛い思いとひきかえに手に入れるのが「期間限定の見た目の歯並びのよさ」では、あまりに見合わないではないですか。

場合によっては、健康を損ねて大事な人生の一時期を台無しにするリスクもあるのに、そのリスクを負ってまでする価値があるのか。

そこのところを冷静に考えてもらいたいのです。

抜歯をすると若くても「老け顔」になる

そもそも成人になってからの歯列矯正自体、おすすめできるものではないことは再三お話ししていますが、中でも、抜歯をともなう矯正はやめたほうがいい、と断言できます。

71ページのCさんのケースで説明したように、抜歯をしてスペースを作ったあとワイヤーでギュッと歯を引っ張ると歯の歯茎の上に出ている部分だけが手前に倒れて、嚙み合わせが大きく狂うからです。

さらに、美容的効果という点でも、「キレイ」になるとは言えないでしょう。

イギリスで発表された論文で、貴重なケースが紹介されています。12歳の一卵性双生児の姉妹が歯科矯正したのちの追跡報告です。成長期、成人後、両方の矯正の参考になるかと思います。

一卵性双生児であるため、矯正前のふたりの少女は顔も体つきもそっくり。育った環境や食べてきたものも同じなので、歯並びの乱れ具合、嚙み合わせの状態、顎の成長程度も同じです。

双子のうちのひとりEさんは抜歯をして矯正をし、もうひとりのFさんは抜歯を行わず矯正を開始しました。

2年半にわたる治療ののち、矯正医がふたりを比較し「容貌《ようぼう》には著《いちじる》しい差が見られる」と写真で示しています。

抜歯をしなかったFさんのほうは「歯列が丸みをもって美しく、咬合も良好」「歯科医、患者ともに、容貌が美しく成長したことに満足した」とあります。

これに対し、抜歯をしたEさんのほうは、「前歯部の悪い歯並びはある程度矯正されたが歯列に丸みがなく、抜歯した後の空隙《くうげき》も完全にふさがっていない」「審美性に関して本人は主として側方への成長が起こらなかったという理由から自分をみにくい少女と思っている。頬《ほお》はやや凹《くぼ》んで見え、年とってから臼歯を失った患者のようである。最も深刻な問題は本人の受けた心的影響であり、彼女はある日突然、もうひとりの姉妹（F）との容貌の違いに気づき、このため彼女は悩んで、以後二人の比較も、その後の検査もできなくなった」とあります。

こうした事例をあげて、この論文は「（矯正の）失敗例や審美的に満足できない結果の多くが抜歯療法に起因するのではなかろうか、との疑いを持つのである」とむすばれています（「歯列矯正の要点」H.L.Eirew /From:British Dental Journal)。

矯正後のふたりの写真を見れば、その違いは歴然としています。ひとりはふっくらとした頬で表情もイキイキとしています。健康的で目は輝いています。

抜歯をしたEさんのほうは、こけた頬で、表情は暗く見え、ティーンエイジャーの若々しさがありません。はっきり言えば老けた顔になっています。

きれいになりたくて矯正をしたのに、若々しい美しさを失ったのではなんにもなりません。

体にダメージを与えないやり方はある

大人になってからの歯列矯正が体にどんな悪影響を与えるか、また、期待したほどの「キレイ」が確実に手に入るわけではない、ということを事例をあげながら説明してきました。ここまで読んで、じゃあ、どうしたらいいのよ、と思う方もあると思います。とっくに成長期は過ぎてしまっている人には打つ手がないということ？　仕方のないこととしてあきらめろということ？　と納得できない方もあるかと思います。

そんな方たちに、私がすすめているのが、「歯を無理やり動かさないで、見た目のトリックを利用して歯並びの難点を目立たなくする」という方法です。

この方法ならば、嚙み合わせがほとんど変わることはなく、また、長い期間にわたる痛みをガマンする必要もありません。

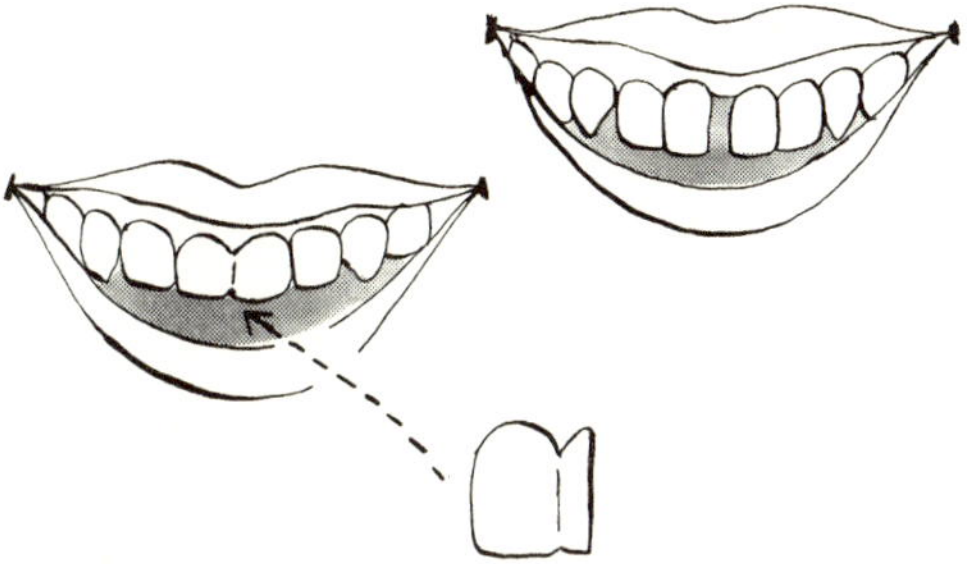

前歯の隙間にチップを貼るだけで
目立たなくすることができる

実際にこの方針で治療をした具体的な例を、紹介してみましょう。

Hさん（31歳・女性）が来院したのは、以下の理由でした。前歯の間に隙間があいているために、なんとなく噛み合わせが悪く感じるので直してほしい。「すきっ歯」に見える見た目についても、やや気にしているようで、可能ならば直したい。

本人の言うように、確かに上の歯は隙間がありました。おそらく上顎が育ちすぎた結果スペースがあまっている状態になったのです。

しかし、噛み合わせを診断したところ機能的には大きな問題はありません。多少、食いしばりの傾向があるために、時おり顎に痛みを感じることはあるかもしれませんが、これは、顎機能に対するリハビリテーションで改善できる程度のものと診断しました。

ただ、Hさん本人としては、前歯の隙間が目立つ限りは、「このせいで噛み合わせもうまくいっていないのでは？」と不安がつきまとっていたのだと思います。

もし、Hさんがいわゆる矯正歯科に行ったら、前歯にワイヤーの矯正装置を取り付け、ギュッと締めつける方法で隙間をなくすことになったでしょう。30歳以上の人でも、そのくらい歯を移動させることは可能でしょう。しかし、そうすると、次は前歯が詰まった分、今度はその奥の歯との間に隙間ができ、結局は上顎の歯すべてをギュッと寄せることになったと思います。

私のとった方法は、上顎の前歯2本に、上から薄いハイブリッドセラミックスという材質のものを歯科の接着材料で貼り付ける方法です。

もとの歯より少し横に大きい形にして、隙間部分を隠すことにより、歯の隙間を目立たなくするというわけです。歯は白くて、口の中は光がないから暗いので、歯と歯に隙間があればそこが目立つのですが、暗く見える部分をおおえば、それだけで見た目は「すきっ歯」ではなくなります。

本のタイトルを
お書きください

a　本書をどこでお知りになりましたか。
1 新聞広告(朝、読、毎、日経、産経、他)　2 書店で実物を見て
3 雑誌(雑誌名　　　　　　　　　　　　)　4 人にすすめられて
5 DM　6 その他(　　　　　　　　　　　　　　　　　　　)

b　ほぼ毎号読んでいる雑誌をお教えください。いくつでも。

c　ほぼ毎日読んでいる新聞をお教えください。いくつでも。
1 朝日　2 読売　3 毎日　4 日経　5 産経
6 その他(新聞名　　　　　　　　　　　　　　　　　　)

e　この文庫についてお気づきの点、ご感想などをお教えください。

当出版局では「+α文庫」「+α新書」「ソフィア・ブックス」「講談社お料理BOOK」などのシリーズのほか、生活実用書や一般の単行本を出版しています。2002年4月から、ご希望のジャンルの新刊案内をメールでお届けいたします。配信は無料です。ご希望のかたは下記にメールアドレスをご記入ください。
E—mail:

ご希望のジャンルは？(○をつけてください。複数回答可)
①生き方／人生論　②医学／健康／美容　③料理／園芸
④生活情報／趣味／娯楽　⑤心理学／宗教　⑥言葉／語学
⑦歴史・地理／人物史　⑧ビジネス／経済学　⑨事典／辞典
⑩社会／ノンフィクション

郵便はがき

料金受取人払

小石川局承認

1301

差出有効期間
平成16年10月
10日まで

112-8731

東京都文京区音羽二丁目
十二番二十一号

講談社　生活文化局

講談社+α文庫係　行

今後の出版企画の参考にいたしたく存じます。ご記入のうえご投函くださいますようお願いいたします（平成16年10月10日までは切手不要です）。

ご住所　〒□□□-□□□□

お名前（ふりがな）

年齢（　　）歳

性別　1 男性　2 女性

★講談社+α文庫の最新版総合目録（'02年9月刊）を進呈いたします。（送料無料）　希望する　希望しない

★今後、講談社からの各種案内がご希望の方は、□内に∨をご記入ください。　□希望します

上の前歯の表側に薄いチップを貼っただけなので、下の歯との噛み合わせが変わることはありません。また、高性能な接着剤で密着しているために、物を噛んだり、歯を磨いたりするのになんの支障もありません。

ただ貼り付けてあるというシンプルな原理ですから、なにかの拍子に剝《は》がれるということはあります。けれど、剝がれたら付ければいいだけのことです。

この方法で、前歯の隙間が気にならなくなったHさんは「これで充分です。歯を動かす必要なんてなかったんですね」と仕上がりに満足されていました。

引っ込んでいる歯もカバーできる！

次の例も同じくハイブリッドセラミックスを使った方法です。上顎の側切歯が引っ込んでいるため、歯並びがデコボコに見えることを気にしている患者さんのケースです。

ワイヤーで矯正する場合は、抜歯をしてスペースをあけて、引っ込んでいる歯を前に出して真っ直ぐに並べるというのが一般的な方法でしょう。審美歯科ならば、まとめて数本小さく削って、真っ白なセラミックスの差し歯をかぶせるところでしょう。

そんなことをするまでもなく、引っ込んでいる歯にハイブリッドセラミックスを貼れば、「引っ込み」はなくなります。隣の歯と同じくらいまで歯が前にあるように見せるために多少の厚みのあるチップを貼りつけることになります。

下の歯と接触しても、ハイブリッドセラミックスは天然の歯と同じくらいの硬さで、下の歯を削ることがなく、この点でもこの素材は優れています。

他にもシンプルで安全な方法はあります。八重歯が気になるから抜いてほしいという患者さんが来ました。

なるほど、見るとかなり先の尖った八重歯でした。けれど、歯そのものは健康だし、嚙み合わせも問題がない。抜く必要はどこにもないわけです。

尖った先をほんの少し削って丸みをつけるだけで「尖り」は目立たなくなります。削るというほどでもなく、やすりをかける程度の処置で、見た目に効果が出ることもあるのです。

もちろん、あらゆる歯並びの難点がこれらの方法で解消できるわけではありませ

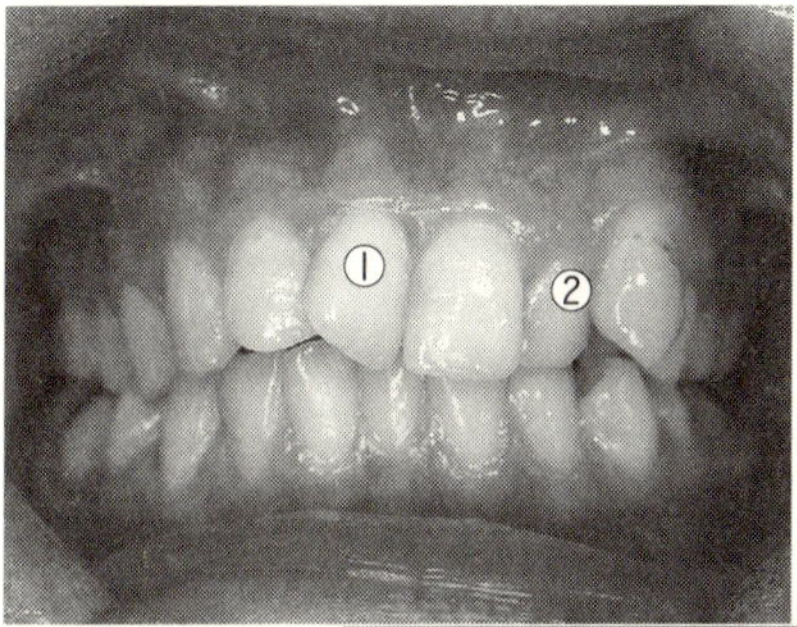

◀①は捻れている中切歯。②は引っ込んでいる側切歯。

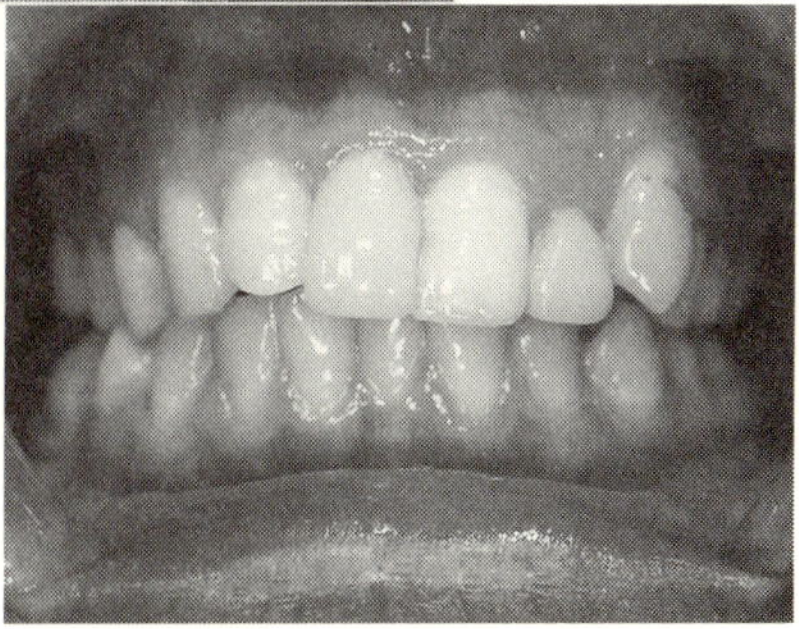

▶①は咬み合わせを変えないように、表面だけを削ってチップを貼り付けた。ただし神経の処置はした。
②は通常通り、歯はまったく削らずに、チップを貼り付けた。

ん。

しかし、ワイヤー矯正や審美的な大掛かりな処置をとらなくても、歯並びの特徴に合った、安全で効果のある治療方法はいろいろあるということを知っておいていただきたいと思います。

第三章　子供の歯並びは「予防」と「安全な矯正法」で作る

歯列の乱れは予防できる

第一章で述べたとおり、大人になってから歯列矯正をする人が増えはじめたのは、15年ほど前のことです。1990年ごろから「歯列矯正は大人でもできる」とか「歯並びを直せば美しくなれる」といったことが喧伝《けんでん》されるようになり、矯正歯科や審美歯科を訪ねる人が急増しました。

しかし、成人の歯列矯正が広く行われるようになった理由は、それだけではありません。もうひとつ、大きな理由があります。それは、歯並びの乱れている人が増えた、という単純な事実です。だからこそ「宣伝」も効いたし、「ブーム」も起きたのです。

矯正がちょっとしたブームのようになったとき、私は違和感を抱くと同時に、不思議に思いました。「なぜ予防法が注目されないのだろう……」そう思ったのです。

意外に思う人もいるかもしれませんが、歯並びの乱れは予防できます。それも、ほんのちょっとしたことに気をつけるだけでいい。ところが、その予防法を広めようとする歯科医はほとんどいませんでした。

歯並びにコンプレックスを持っている人が、「子供には同じ思いをさせたくない」と思うことはよくあります。そのために、一生懸命に努力する人もたくさんいます。しかしその努力が「いい矯正医を探すこと」「小さいうちに歯列矯正を受けさせること」だけになっているケースが多い。これは、歯並びの乱れを防ぐ方法が、今もって広く知られていないということでしょう。

たしかに、子供を対象にした歯列矯正は、成人矯正よりはリスクが低いと言えます。しかし、それより先にすべきは予防です。

では、どうすれば歯並びの乱れを予防できるのか。その答えをひとことで言えば、「たくさん嚙む」ということになります。

これも第一章で述べたことですが、後天的な歯並びの乱れは、ほとんどが顎の未発達によるものです。顎がきちんと成長しないと、28本の永久歯（親知らずを入れたら32本）がきれいに並ぶためのスペースが足りなくなります。その結果、歯が重なって生えてしまったり、斜めに生えてしまったりするのです。

ですから、本来の歯列を手に入れるには、顎をしっかり成長させなければなりません。そのために必要なのが「たくさん噛むこと」です。顎というのは刺激を受けて成長していく器官で、咀嚼の回数が増えるほどしっかり育っていくのです。たくさん噛む。これは、とても単純なことです。しかし、その単純なことを習慣にするだけで、歯並びが乱れるのをかなり予防できるのです。

「軟食」の恐ろしさ

とはいえ、たくさん噛む習慣をつけるには、少しばかりの工夫が必要です。なぜなら、私たちが普段食べているのは、ほとんどすべてと言ってもいいくらい、軟らかいものだからです。

現在の日本人の食生活をひとことで言い表すと、「軟食」です。ハンバーグ、ラーメン、餃子《ギョーザ》、スパゲッティ、グラタン、カレーライスなどなど、私たちが日常的に食べている軟らかい食べ物は、数えきれないほどたくさんあります。逆に、毎日の食卓に上がる固いものといえば……。しばらく考えてみても、思い浮かばないのではないでしょうか。

昔は、どこの家庭でも漬物やメザシを日常的に食べていました。玄米や胚芽米などの固い穀物を食べる機会も今よりずっと多かったし、電子レンジが普及する以前は、冷えて固くなったものを食べるのも当たり前のことでした。

こうした食生活を送っていれば、特別な気遣いをしなくても、顎はきちんと成長していきます。ところが、日本が豊かになるにつれて、歯ごたえのある食べ物、たくさん嚙まないと飲み込めない食べ物は、どんどん姿を消してしまいました。

ひとつの分岐点といえるのは、マクドナルドが日本に上陸したころではないかと思います。'70年代あたりから日本人の食生活は急激に「軟食」へと変わっていき、それと並行して歯並びの悪い人が増えました。'90年代に入ってから成人矯正をする人が増えたのは、軟食で育った世代が大人になったことと無関係ではないはずです。

「軟食世代」が親になった今では、子供たちの歯並びの乱れは、さらに拍車がかかっているように感じます。乱ぐい歯の子供が増えただけではなく、乱れ方もひどくなっています。中には、あまりに歯並びが悪いためにまともに嚙めなくなっている子供もいます。噛む力が弱く、ステーキや煎餅《せんべい》などが食べられない子供も少なくありません。

咀嚼がきちんとできていなければ、食生活に偏りが出ます。充分な栄養がとれなくなったりもします。それがさまざまな病気につながるのは言うまでもないでしょう。歯並びの乱れは、単に見た目が悪いという問題を超えて、健康な生活を阻害するものでもあるのです。

ですから、現在ではたくさん噛んで食べるということを意識的にやっていく必要があります。早食いの習慣があるのなら改めなければいけませんし、日ごろから「何を、どうやって食べるか」を考える必要がある。メザシや玄米などを日常的に食べるのはむずかしいでしょうが、できることはたくさんあります。

ひとつは、食材を選ぶときの工夫です。固いものを使わなくても、「たくさん噛まないと食べられないメニュー」は作れます。

たとえば白菜。白菜というのは固くはありませんが、たくさん噛まなければ飲み込めません。納豆も同じです。納豆は、素材としてはとても柔らかいけれど、きちんと噛まないと飲み込めないものです。こうした食べ物を頻繁に食べるようにするのは、さしてむずかしくないことだと思います。

同じ食材でも、調理法を変えるだけでずいぶん違います。たとえばキュウリやトマトなら、火を通すよりはサラダにしたほうがいいし、サラダにするときはできるだけ大きく切るべきです。そうすることによって、噛む回数が増えるからです。丸齧《まるかじ》りして食べればなおよいでしょう。

肉や魚でも、似たような工夫はできます。魚ならミンチより焼き魚のほうがいいし、肉ならハンバーグよりステーキのほうがいい。つまり、できるだけ素材の形を損なわないように調理をするわけです。

食事中に水ものを出さない、というのも有効な方法です。口の中に入れたものを、よく噛まないまま水やジュースで流し込んでしまうのは、消化という側面から見ても体に悪いことです。そこで食卓から「水もの」を排除してしまうのです。そうすれば、口に入れたものはドロドロにしてから飲み込むしかなくなります。つまり、噛む回数が増える。もちろん消化器官への負担も軽くなります。

ガムを噛むのは有効な「予防策」

「夫婦共稼ぎで、毎日忙しい。とてもじゃないけれど、子供の食事に気を遣っている余裕はない」

そう嘆《なげ》く人もいるかもしれませんが、だからといって諦《あきら》めることはありません。毎日の食事で「たくさん噛む生活」を実現するのがむずかしいなら、ガムという方法もあります。日常的にガムを噛む習慣をつければ、おのずと噛む回数が増え、歯列の乱れを予防することができます。

もちろん、ただ噛むだけでは不充分で、右で30回噛んだら左で30回噛むという具合に左右の歯で均等に噛まなければなりません。乳歯が生えたばかりの子供には軟らかめのガムを与えるべきですし、シュガーレスのものを選ぶ必要もあります。しかし、そうした点にさえ気をつければ、ガムを噛む習慣をつけるのはきわめて有効な予防策です。

私は、学校の授業でガムを噛ませるべきだと思っています。たとえば「午後の一時間目はみんなでガムを噛む」といった取り組みを、学校側が主導して行うのです。

一昔前までは、ガムといえば不真面目の象徴のようなもので、授業中にガムを噛むことなど到底許されませんでした。今でもそんな風潮が根強いようです。しかし、どうしてガムが不真面目なのかと考えてみると、そこに明確な根拠はありません。

授業中にガムを噛んだときに、何かよくない問題が起こるかといえば、これも考えにくい。ガムは勉強の妨《さまた》げになるどころか、勉強の成果を高めるものです。

顎には「脳に血液を送る」という役割もあります。ものを噛むと、下顎頭《かがくとう》付近にある静脈叢《じょうみゃくそう》が引き下げられ、これが一種のポンプのような働きをして、脳の血行をよくするのです。私たちは眠くなったときにアクビをしますが、アクビというのは静脈叢を引き下げて脳の血液を入れ換え、眠気を覚まそうとする動作です。

脳の血行がよくなれば、集中力も上がります。第二次世界大戦中、アメリカの軍隊ではガムが軍事食のひとつとして兵士に配られていましたが、これは栄養補給のためではなく、兵士たちの脳を活性化させ、戦場でしっかり働けるようにするための工夫でした。プロスポーツ選手が試合中にガムを噛むのは、集中力を上げ、心拍数を安定させるためです。

ともあれ、ガムを噛むことによって眠気が覚め、集中力が上がるのは事実です。いずれも勉強をするときには必要なことですから、授業中のガムはおおいに奨励《しょうれい》されるべきだと思います。

たくさん噛んだらＩＱが上がった！

たくさん噛む生活を始めたら、ＩＱが上がった――。そんな実験報告があります。咀嚼は脳を活性化させるだけでなく、より高い能力を発揮させるものでもあるのです。

実験を行ったのは朝日大学の船越正也《ふなこしまさや》教授（当時）。対象となったのは、大阪と岐阜の幼稚園児１６０人です。

実験は、園児たちにＩＱテストを受けさせることから始まりました。続いて、園児たちを二つのグループに分け、一方のグループには「固い食べ物が多い給食」を、もう一方のグループには「従来どおりの給食」を食べさせました。

これを半年ほど続けて、もう一度IQテストを受けさせたところ、ハッキリとした違いが出ました。従来どおりの給食を食べていたグループは前回と同じくらいの成績だったのに対し、固いものをたくさん食べるようになったグループは、成績をグンと伸ばしていたのです。

固いものをたくさん食べていたグループをさらに詳しく見てみると、成績が大きく伸びていたのは、最初のテストで点数が低かった子供だったそうです。最初から成績がよかった子供も点数を伸ばしていましたが、その伸びはさほど大きくはなかったといいます。

これはつまり、「たくさん嚙むと本来の能力が引き出される」ということでしょう。嚙む回数を増やしても頭は良くなりませんが、咀嚼が不足した生活をしていると、生まれ持った力を充分に発揮できないのです。

その意味でも、たくさん嚙む生活は大切です。毎日の食事にはなるべく気を遣うべきだし、それが徹底できないならガムで補うべき。

咀嚼が不足すると、歯並びが乱れたり、学力が低下するばかりではなく、嚙む能力そのものも衰《おとろ》えます。噛むという行為は生命を維持するためには欠かせないものですから、きちんと噛めない人は生命力が弱い人であると言えます。

ですから、子供たちの歯の問題、食の問題は、国の未来を左右するものだと言っても大げさではありません。軟らかい食べ物が氾濫《はんらん》している現代にあっては、国策として「たくさん噛む教育」を推進する必要があるとさえ思います。たとえば、授業中にガムを噛むという取り組みを、文部科学省が主導して、全国的に行うのです。

「ガムを噛む教育」に反対する人が多ければ、右に紹介したような実験をしてみるといいと思います。授業中にガムを噛むクラスと、噛まないクラスに分けて、咀嚼能力、歯並び、学力、出席日数、全身の健康状態などを調べるのです。数年とかからずに明確な差が出るでしょう。これを公表すれば反対者はいなくなるはずです。

鼻呼吸で出っ歯が防げる

たくさん噛む生活は、歯並びの乱れを予防すると同時に、今ある状態を改善するものでもあります。毎日の噛む回数を増やせば、それだけで乱れた歯列が整っていくことがあるのです。

先ほど述べたとおり、歯並びが乱れる最大の原因は、小さな顎です。顎が本来あるべき大きさに成長しないために、永久歯がきれいに並ぶだけのスペースが足りなくなり、歯が重なって生えたり、斜めに生えたりする。

これを防ぐためには、なるべく早い時期からたくさん嚙む生活をして、顎をしっかりと成長させていかなければなりません。けれども、すでに歯並びが乱れているからといって、手遅れということはありません。

個人差がありますが、顎の成長が止まるのはだいたい18歳ごろです。ですから、たとえば10歳のときに歯並びが乱れていたとしても、すぐさま矯正歯科に駆け込むのは早計です。その時点からたくさん嚙む生活を始めれば、成長の遅れを取り戻せます。

すでに乱れている歯列を整える、ということでは、鼻呼吸も効果的です。嚙むときはもちろん、呼吸をするときも口を閉じるようにする。そうすることによって、出っ歯を防いだり直したりできます。

常に口をあけていると、上唇が歯を押さえる力が弱くなります。「上唇が前歯を押さえること」を専門用語でリップサポートと言いますが、前歯は上唇の「サポート」を受けて、あるべき位置に落ちつきます。つまり、鼻呼吸で口を閉じる習慣をつけ、リップサポートをしっかりしたものにすれば、出っ歯の予防になるわけです。

逆に、すでに出っ歯になってしまっていても、常に口を閉じていると、出ていた歯が多少引っ込むことがあります。

歯というのは、外からの力によって動くものです。「上唇が歯を押さえる力」は、たとえばワイヤー矯正のワイヤーに比べればずっと弱いものですが、それでも歯を動かす力はあります。ですから、口を閉じる習慣をつければ、出っ歯が直ることもある。遺伝的な特性として、前歯が歯槽骨ごと大きく前に出ているケースは別ですが、後天的な理由によって出っ歯になっている人にとっては、鼻呼吸は有効な「治療法」なのです。

そもそも、人体は鼻で呼吸することを前提にできています。口だけで呼吸をしていると、口腔粘膜《こうくうねんまく》が乾いて喉の働きが悪くなったり、病原菌が繁殖しやすくなったりしますし、喉にはワルダイエル咽頭輪という免疫組織があって、ここがいつも外気に晒《さら》されていると体全体の抵抗力が落ちる恐れもあります。鼻呼吸の習慣は、歯並びの良し悪しにかかわらず習慣として身につけるべきです。

乳歯が隙間なく並んでいるときは要注意

たいていの場合、子供の歯並びの乱れに気づくのは、永久歯が生えたあとです。生え変わりがある程度進んでから、「ウチの子、歯並びがおかしい」ということになる。なぜそうなるのかというと、乳歯がデコボコになるケースはきわめて稀《まれ》だからです。

乳歯は、永久歯よりもずっと小さくできています。ですから、顎がきちんと発達していなくても、きれいに並ぶことが多い。顎という「器」が小さくても、そこに並ぶ歯も小さいので、問題が表面化しにくいわけです。

とはいえ、乳歯が生え揃った段階で、将来の予測はつきます。見きわめの方法は簡単です。歯と歯の間に隙間があるかどうか。隙間があれば安心です。乳歯のころに「すきっ歯」だったら、永久歯に生え変わったあとに歯並びが乱れる危険は低いのです。

永久歯であれ乳歯であれ、歯冠は完成した状態で生えてきます。生えたあとには大きくなりません。顎が成長をしていっても、歯の大きさは変わらないのです。

先ほど述べたとおり、乳歯というのは小さな歯ですから、顎がすくすくと成長していくにつれて、歯と歯の間に隙間ができてきます。すきっ歯を嫌う親御さんがよくいますが、乳歯のすきっ歯は、顎がきちんと成長していることの証明なのです。

逆に、乳歯が隙間なくぴっちりと並んでいるのは、顎の発達が不充分であることを示しています。そのまま何も手を打たないでいると、永久歯に生え変わったときにはまず間違いなく乱ぐい歯になります。

ですから、乳歯が隙間なく並んでいたら、「たくさん嚙む生活」をしてこなかったと考えるべき。すぐにでも生活習慣を改めていく必要があります。乳歯が生え揃うのはだいたい3歳くらいで、3歳といえば成長はまだ初期段階。遅れはすぐに取り戻せます。

程度の差はありますが、4歳児や5歳児でもそれは同じです。先ほど述べたとおり、永久歯が生えはじめたあとも手遅れということはありません。大切なのは、気づいたときから始めることです。

母乳哺育はこんなに大事

気づいたときから始めればいい――。このことについてもうひとつ言いたいのは、子供が生まれたときに「気づいて」いるのが理想的だ、ということです。たくさん噛む習慣は、生まれたときから教えていくのが一番いいのです。

もちろん、生まれたばかりの赤ちゃんは、ものを食べられません。親の言葉を理解することもできません。ですから、たくさん噛むことの大切さを教えるのは不可能です。

だったらどうすればいいのかというと、答えは単純で、母乳で育てればいい。歯並びの乱れを防ぐために、最初にすべきことは母乳哺育《ほいく》です。

母乳を飲むとき、赤ちゃんは歯茎で乳首を噛み、もぐもぐと顎を動かします。吸い出した母乳は、舌を使って飲み込みます。これを繰り返していくうちに、赤ちゃんは「噛んで、飲み込む」という動作を覚えます。母乳を飲むことによって、咀嚼システムの土台が作られるわけです。

生まれたばかりの赤ちゃんは、噛んだり吸ったりするのが下手で、母乳をうまく飲めません。毎日、一生懸命に乳房に吸いついているうちに、だんだんとうまく飲めるようになります。これは赤ちゃんにとって大変なことですが、そうやって苦労を重ねていくうちに、顎や口、そのまわりの筋肉が発達していきます。顎や口腔に充分な刺激が与えられ、顎があるべき成長を遂げていくわけです。

これに対して、一般的に市販されている哺乳ビンは、吸い口が柔らかくできていて、ミルクを飲むときにはたいした苦労をせずにすみます。咀嚼システムの発達、顎の成長という観点から見れば、これはけっして好ましいことではありません。努力せずに飲める哺乳ビンを使っていると、「たくさん噛んでから飲み込む」という重要な情報が脳にインプットされません。顎口腔系《がくこうくうけい》に与えられる刺激も少なくなります。

ですから、哺乳ビンはできるだけ使わないほうがいい。どうしても使わなければならないのなら、固い吸い口を選ぶ必要があります。

たとえば、ドイツで開発されたNUK（ヌーク）という吸い口には空気孔がなく、力強く吸わないとミルクが飲めない構造になっています。NUKでミルクを飲むときには、従来のものの約60倍の力が必要です。

同じような吸い口には、国産のものもあります。最近では各種売られていて、その見きわめはパッケージの商品説明です。「赤ちゃんの噛む力を育成する」とか「繰り返し噛まないとミルクが飲めない」ということが書いてあれば、それは従来のものより強い力を必要とする吸い口です。母乳で育てられない事情がある人には、そうした商品を使うことをおすすめします。

また、おしゃぶりを使うのも効果的です。おしゃぶりをくわえさせると、赤ちゃんは条件反射的にもぐもぐ口を動かしますが、これは顎の発達を促《うなが》します。同時に、鼻呼吸の習慣もつきます。

おしゃぶりを嫌う親御さん、使っていてもなるべく早く「おしゃぶり離れ」をさせたいと思っている親御さんもいるようですが、咀嚼システムの発達という点から言えば、おしゃぶりにデメリットはありません。私は、5歳くらいまで使うべきだと思っています。

安全で、痛くない矯正法とは

さて、ここまでに紹介した取り組みを実践し、それでもお子さんの歯がきれいに並ばなかったとしたら、どうすればよいのでしょうか。

まずすべきは、その歯列に機能的な問題があるかどうか、調べることです。お子さんが食事をする姿を観察して、「固いものが食べられない」とか「咀嚼の回数が極端に少ない」「頻繁に水を飲まないと食事ができない」といったことがなければ、心配はいりません。

うまく見きわめがつかないのなら、歯科医を訪ねて診てもらうといいでしょう。デコボコした歯列でも、それが病的なものではないという診断が下されたら、矯正をする必要はありません。

繰り返し述べてきたとおり、歯列の乱れは予防できます。しかし、予防によって得られるのは、ハリウッドのスターのような歯並びではありません。その人本来の歯列です。少しくらい乱れていても、それが親御さんに似た歯列であり、かつ何も問題がないなら、手を加えるべきではないのです。

歯並びが病的な状態になっているとき、またはそのまま放置していると病的な状態になる恐れがあるときには、矯正が必要です。ただしその際は、安全な方法を選ばなければなりません。

安全な方法とは何なのか。子供の矯正をするとき、私たちのところでは「可撤式《かてっしき》床矯正法《しょうきょうせいほう》」という方法をとっています。

簡単に言えば、これは「顎を拡げる矯正法」です。抜歯によってスペースを作るのではなく、顎を大きくしてスペースを作るのです。

顎を大きくするといっても、外科的な処置をするわけではありません。可撤式、つまり取り外しが可能な器具を使って、顎の成長を促すだけです。抜歯はしません。痛みが出るケース、全身症状が出るケースもまずありません。それでもきちんと歯を動かせますから、矯正をするときにはこの方法を選ぶべきです。

噛みグセ、うつぶせ寝、頬杖などでも歯列が乱れる

可轍式床矯正法とは、具体的にどのようなもので、どれくらいの効果が得られるのか。このことについて、以前、私が矯正をしたSさん（当時10歳・女児）を例に、もう少し詳しく説明してみたいと思います。

Sさんは小学校の歯科検診で「不正咬合」と指摘され、これを気にしたお母さんに連れられて私の医院にやってきました。

歯を診たところ、左奥歯に上下とも乳歯が一本ずつあり、他は永久歯でした。噛み合わせると左前歯に隙間ができる状態です。また、下の歯が、上の歯の外側に噛み合うところが一部に見られました。検診で不正咬合と指摘されたのはこのためでしょう。さらに、上の歯2本、下の歯3本が捻《ねじ》れて生えていました。

歯並びがこのような形で乱れた原因はハッキリしませんが、Sさんには幼少期から爪を噛む癖や、うつぶせ寝に近い癖がありました。つまり、歯や顎に、日常的に圧力がかかっていた。これが原因で歯並びが乱れる可能性は充分にあります。

▶治療前（Sさん）

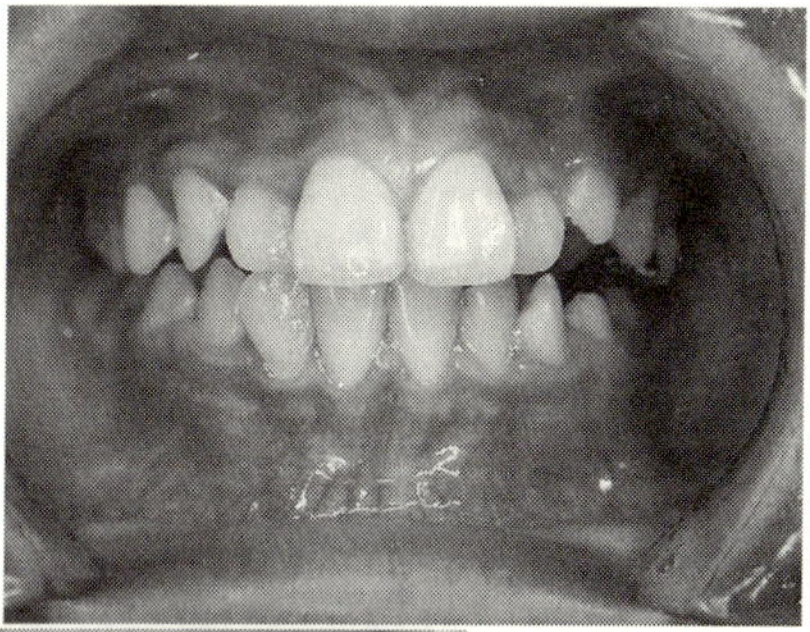

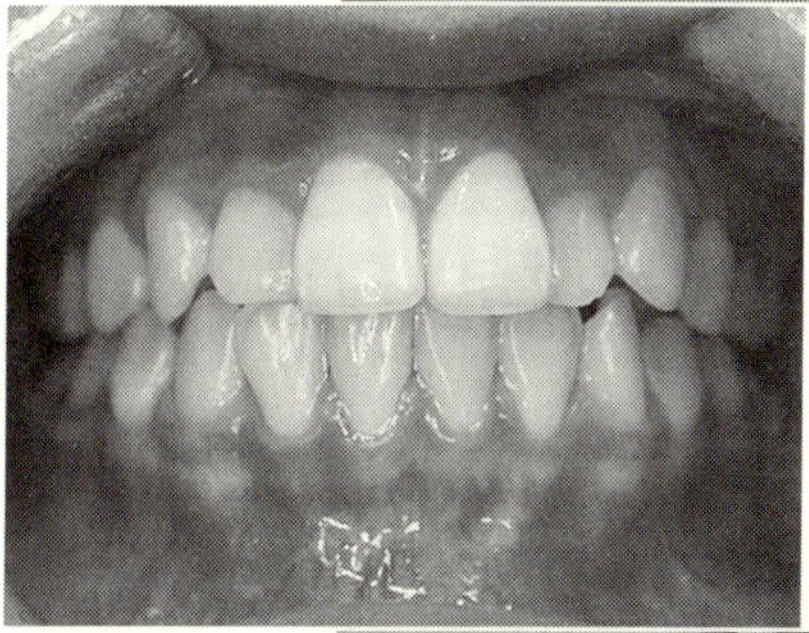

◀治療後（Sさん）

▶Sさんの仕上げの段階で、実際に使用した装置。
①真ん中のネジで、顎を徐々に拡大する。
②このピンで左右の側切歯を押し出し、揃える。
③嚙む面が付いているので、歯を移動させている時でも、きちんとした嚙み合わせが確保できる。

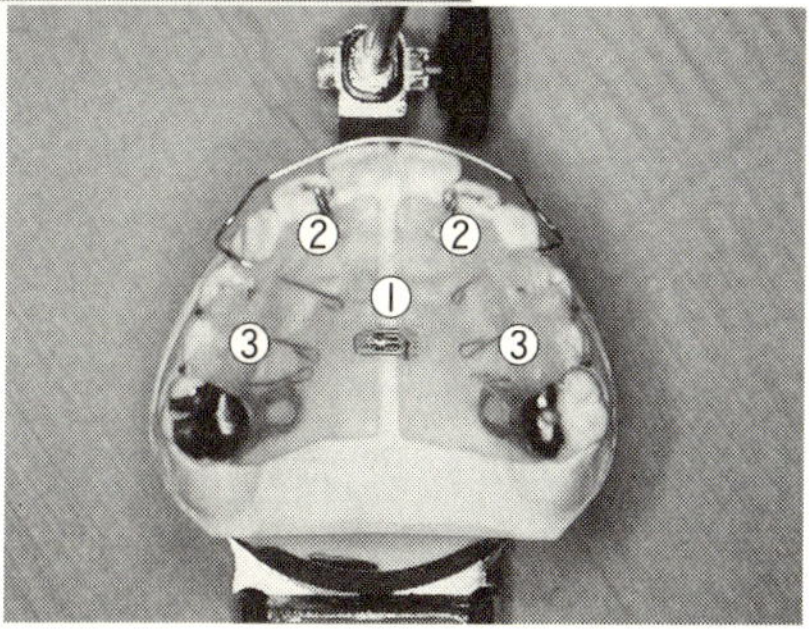

先ほど述べたとおり、日常的に圧力がかかっている歯は動きます。幼少期の骨が柔らかい時期なら、なおさらです。ですから、爪や鉛筆などを噛むクセ、頬杖をつくクセ、不自然な姿勢で寝るクセなどを直すことも、歯並びの乱れを防ぐためには大切です。

さて、Sさんの口の状態ですが、これは病的なレベルにあると判断されました。そのまま放置しておくと、バランスのよい咀嚼パターンを習得できず、偏った噛み合わせになる可能性が大きかったのです。こういうケースは矯正をしなければなりません。

前ページの写真は、Sさんに実際に使った装置です。素材はプラスチックと金属で、装置の中央にはネジがついています。ネジを回すと、内から外に向かう力が働き、これによって顎が拡がります。

顎が拡がれば、スペースにゆとりができ、重なったり斜めになっていた歯が本来あるべき位置に向かって移動していきます。その結果、歯列が整っていくわけです。

もちろん、歯が移動していくにつれて噛み合わせも変化します。これを放置するのはたいへん危険なことですから、歯の動きに合わせて装置の「噛み合う面」を削っていきます。だいたい二週間に一度のペースで、歯にかぶせる部分を削っていく。そうすることによって、歯を動かしながら平均的な噛み合わせを確保するのです。

噛み合わせを確保しながら歯を動かせるのは、可轍式床矯正法の一番の特徴、メリットだと言えるでしょう。

可轍式のもうひとつの特徴は「自分で取り外しができること」です。矯正装置を口に入れた当初には違和感が出るのが普通ですが、どうしてもガマンできないときは取ってしまえる。これだと精神的にとても楽です。食事や外出のときだけ外す、といったこともできます。

前述したとおり、矯正中の痛みはありません。可轍式の装置にはワイヤーがついていますが、これは動かす必要のない歯を止めておくためのものです。つまり、ワイヤー矯正のワイヤーのように、歯に圧力をかけるものではない。だから痛みが出ないのです。

また、可轍式の装置は、人によって形が違います。直す場所や方法が患者さんよってまちまちなので、装置の形も同じではないわけです。

治療を進めていくにあたって、装置は何度か作り直します。なぜなら、ひとつの装置で解決できる問題は限られているからです。解決しなければならない問題がいくつもあれば、治療が終わるまでに複数の装置を使います。

矯正をするときは、こんな歯科医を選ぼう

以上が可轍式床矯正法のおおよその説明ですが、もちろん効果の面でも問題はありません。Sさんの場合は、2年ほどかけて問題のない歯列が作られました。捻れていた歯は真っ直ぐになり、デコボコだった歯列も整いました。

10歳から12歳という期間は、身長も体重もグンと伸びます。体の成長にともなって、顎や歯の根も育っていきます。可轍式の装置を使った矯正法は、そうした成長を利用したり、促したりして歯列を整えていくものです。

したがって、後戻りも大きくありません。一度伸びた身長が縮まないのと同じように、何年かのちに顎が小さくなり、歯並びが大きく乱れるということはないのです。

安全で、痛みもなく、後戻りもない――。そう聞いたとき、「自分の子供にも可轍式の矯正を受けさせよう」と思う人がいるかもしれません。けれども、ここで見失ってほしくないのは、歯列矯正の本当の目的です。

私がSさんに矯正をしたのは、正しい嚙み合わせと咀嚼システムを身につけてもらうためです。そのために必要だから歯を動かしたのです。言ってみれば、歯並びがきれいになったのは副産物のようなもの。歯列矯正の主眼は、機能的な問題を解決することにあります。

歯列矯正の場合、初診でいきなり治療を始めることはありません。どこの歯科医院であれ、必ず説明を聞くところから始めますから、可轍式の装置を使っている歯科医を選んで矯正を受けることができます。

可轍式床矯正法は、とりたてて特別な方法ではありません。歯列の矯正法としては古典的なもので、たいていの矯正歯科医はやり方を知っています。ですから、可轍式の装置を使っている歯科医は、探せば見つかるはずです。「なるべく固いものを食べさせる」とか「食事のときには水を出さない」といった生活全般についてのアドバイスをしてくれて、なおかつ可轍式の装置を使っている歯科医なら、安心して矯正を受けられると思います。

安全は効率に優先する

ところで、可轍式にはデメリットはないのでしょうか。

この点について考えてみると、「時間がかかる」ということがまず言えると思います。可轍式の装置は力が弱く、取り外しもできるために、歯を動かすのに時間がかかるのです。

直すべき範囲が広ければ、なおさらです。たとえば上下の歯列が大きく乱れているとき、上顎と下顎をいっぺんに拡げることはできません。最初に上顎を拡げ、それに合わせて下顎を拡げるといった具合に、上下別々に処置をします。上下の顎が大きくなったあとに、咬合関係の仕上げとして、もう一度どちらかの顎を大きくすることもよくあります。このような手順を踏めば、矯正が完了するまでの時間は長くなります。

これに比べれば、ワイヤー矯正は歯を動かすスピードが速い。ワイヤーを使って歯をきつく締めつければ、歯は速く、大きく動きます。第一小臼歯を抜いてスペースを作れば、さらに時間を短縮できるでしょう。

しかし、それは安全な方法ではありません。痛みや精神的苦痛をともなうし、全身症状が起こる危険もあります。抜歯をするケースも多い。永久歯を抜くことは、顎の成長という観点からもよくないことです。

可轍式のデメリットが「時間がかかること」だからといって、「時間がかからないこと」をワイヤー矯正のメリットだと考えるのは誤りです。どんな治療であれ、安全は効率に優先します。

もうひとつ、装置を壊してしまったり、なくしてしまうケースがあるということも、可轍式のデメリットだと言えるかもしれません。取り外しができるために、落として踏んづけてしまったり、どこかに置き忘れてしまうといったことが起こるわけです。そうなれば、装置は作り直しで、時間と費用が余分にかかってしまいます。

とはいえ、デメリットと言えそうなのはこの二つくらいで、いずれも健康に害を及ぼすものではありません。可轍式の装置にマイナス面があるのは事実ですが、それは体や心に悪影響を及ぼすものではないのです。

矯正には適齢期がある

ここまでに見てきたように、可轍式の装置は体にやさしく、安全です。ただし、誰にとっても百パーセント安全なものかといえば、残念ながら違います。

ホルモンバランスが大きく変化している時期は、可轍式といえども慎重さが必要です。とりわけ女の子には注意が必要で、初潮の直前または直後には、矯正だけではなく大がかりな歯の治療も避けるべきです。

程度の差はありますが、男の子にも同じことが言えます。男女ともに、矯正は第二次性徴期の前にはじめたほうが無難でしょう。歯列矯正をするときには、方法だけではなく時期も選ばなくてはならないのです。

また、可轍式床矯正法というのは、基本的に子供のためのものです。成長期が終わっていたら、可轍式のメリットはほとんどなくなります。

すでに述べたとおり、可轍式床矯正法というのは自然の成長を利用したり、促したりして歯列を整えていく矯正法です。ですから、成長が終わったら、顎を大きくすることはできませんので、歯はほとんど動かせません。動いたとしても、何らかのトラブルが起こる可能性があります。

ひとつの目安としては、身長の伸びがストップしているかどうか。ストップしていれば、成長期はほぼ終わったと見るべき。矯正はしないほうがいい。

「成長は終わっているけれど、矯正をしたい」

という患者さんが来たときは、検査用の可轍式床矯正装置を使って、歯が動くかどうかを診ます。焦らず、気長に、観察を続ける。

先ほど、成長期が終わったら歯はほとんど動かなくなると述べましたが、人によっては大きく動くこともあります。私が治療した患者さんの中にも、20歳を過ぎてから可轍式の矯正を始め、見た目の悪さを解消した人が何人かいます。また、歯が少ししか動かなくても、「歯並びが悪い」という印象がなくなるケースもあります。

そのどちらでもないとき、つまり検査用の装置を使ってもまったく動かなかったときは、足すか引くかします。歯をちょっとだけ削ったり、チップを貼り付けたりして、見た目の印象を変える。前章で紹介した「見た目のトリックを使って歯並びの難点を目立たなくする方法」です。

このような手順を踏んで見た目の悪さが解消されたら、あとは心の持ちようだと思います。

予防や治療は「教育」とワンセットで

歯並びの悪さを気にしている人は、どうも「完璧な方法」「完璧な結果」を求めすぎているような気がします。たとえば、歯が少し動いて、歯並びが悪いという印象がなくなったのに、「もっと動かしたい」という患者さんがいます。傍《はた》から見ると全然おかしくないのに、「もう少し捻れをとりたい」「もう少し前に出してほしい」……。

しかし、「もう少し」にはキリがありません。完璧な外見を求めて生きていけば、「きれいな歯並び」が手に入っても、「もう少し鼻が高ければ」「もう少し目がパッチリしていれば」ということになっていくはずです。そんな人生はとても辛いものではないか。そう思えてなりません。

少なくとも、子を持つ親御さんにはこのことを真剣に考えていただきたいと思います。子供が「完璧な歯並び」を求めたりしないよう、注意していただきたいのです。

私のところには「子供の歯並びを直してほしい」と、お子さんを連れてくる親御さんがよくいらっしゃいます。しかし、子供さん本人が気にしているケースは稀です。

機能障害の有無を確かめるために歯科にかかるのは大切なことです。けれど、そのときは子供がコンプレックスを抱かないよう、注意しなければなりません。

具体的には、必要以上に心配してはいけない。親の不安は、子供に伝染してしまう恐れがあります。

「歯並びが乱れているのは悪いこと」という考えも、捨てなければなりません。親がそのような考え方に囚《とら》われていると、子供は意味のないコンプレックスを抱えることになりがちです。

また、矯正をする必要があると判断されたときには、何のために治療を受けるのか、子供にしっかり教えなければなりません。歯を直すのは、きちんと嚙めるようにするためだと、過不足なく教える。

ここまで述べてきたとおり、歯列の乱れは予防できます。予防は、きわめて大切です。しかし、それと同じくらい教育も大事です。たくさん嚙む生活、可轍式の装置を使った矯正は、「歯並びは自分の個性」という教育とワンセットになっていなければならないのです。

第四章　噛み合わせこそ「キレイ」の決めて

噛むことは動物の本能

見た目を優先させて、安易に歯を抜いたり、移動させたりすると体にどんな影響が出るか。また、人それぞれに固有の咀嚼《そしやく》システムがあり、そのカナメといえるのは噛み合わせであることも、みなさんにおわかりいただけたかと思います。

この章では、その「噛み合わせ」について、さらに説明をしていきます。健康との関係はもちろんですが、「キレイ」との意外な関係も明らかにしていきます。

ところで、噛むという行為はきわめて動物的な欲求に密着した行為です。犬を見ればよくわかります。タオルやロープをくわえさせると、体全体を使って引っ張り、首を激しく振ります。

犬の祖先のオオカミは肉食動物で、獲物を捕らえて噛みつき、肉を引きちぎって食べていたわけで、その習性が現代の犬の遺伝子にもインプットされているのです。おなかがすいていなくても、何かを激しく噛みたいという欲求がある。この「噛みたい」という欲求は軟らかいペットフードでは満たされないため、犬用のチューイングガムなどが売られています。

人間にも同じようなことがいえます。人間は理性でカバーするために、この欲求が目立たないのですが、「噛む」のは本能的な欲求のひとつです。

例えば、お酒を飲むと、ピーナッツやカキの種、さきいかなど噛みごたえのあるおつまみを注文したくなる人は多いと思います。それらの物を味わいたい、というより、歯ごたえのあるものを噛みたくなるんですね。お酒の力でストレートに欲求が出ているといってもよいかもしれません。

動物にとって噛むというのは快感の一種で、その快感を奪われればイライラして、「欲求不満」になってしまいます。睡眠不足が続いたり、空腹感が続くと、精神的な安定をなくしてイライラして周囲にあたりちらしたくなったり、仕事に集中できなくなったりするのと同じです。

よく、食欲、睡眠欲、性欲が人間の三大生理的欲求としてあげられますが、「咀嚼欲」も加えて、四大生理的欲求と呼びたいくらいです。

焼き肉でもピザでも、思いきりほおばってムシャムシャ食べたときの「あー、おいしかった」という充足感。これなどは、食欲と咀嚼欲が同時に満足して得られた快感なわけです。

そして、これらの生理的な欲求が満たされていることは、生き物としての土台のようなものです。ここがしっかりしてはじめて全身の代謝がうまくいき、体の各器官が活発に働きます。この土台がしっかりしていなければ、例えば、○○を食べれば胃腸が丈夫になるというような流行《はや》りの健康法を取り入れても、いきなり元気にはなれません。いくら高い化粧品を使っても肌はきれいにはならない。

つまり、しっかりと噛める歯で、生物としての生理的欲求を満足させることは、すこやかな美しさの大前提だということをここでもう一度言っておきたいのです。

顔の表情筋は「キレイ」を大きく左右する

噛むことは、顔の印象にも大きくかかわってきます。第二章77ページで噛むときに使われる「咀嚼筋」についてイラストで説明しましたが、そのイラストをもう一度見てください。人間の顔には咀嚼筋とは薄い1枚の筋膜《きんまく》を隔《へだ》てたところに、表情筋という筋肉がついています。

通常筋肉というのは骨と骨をつなぎ運動させる働きをするものですが、この表情筋は皮筋《ひきん》といわれ骨に附着していないのが特徴です。そのため筋肉の動きが単純ではなく、笑い、怒り、悲しみなど、その人独特の特徴を持った人間の豊かな表情を作り出します。この筋肉と咀嚼筋はほとんど一体と考えてよいくらい密接しています。

表情筋は、顔の上部（額・眉・目）、中央部（鼻・頬）、下部（口・顎）の3つに大別できます。

それぞれの部位の筋肉の動きが組み合わされて、人の顔にはさまざまな表情が生まれます。中でも表情は目もとと口もとに現れます。泣き顔と怒った顔を比べたとき、額や鼻、頬の動きに大きな違いはありませんが、目もとや口もとはまったく異なった動きをします。つまり、目もと、口もとの表情筋が活発に動く人ほど、表情が豊かな人という印象を与えることになるわけです。

もちろん、「キレイ」という印象も目もと、口もとの動きが鍵になります。

例えば、「笑顔が素敵で優しそうな美人」といわれる人がいるとします。その優しそうな印象というのは、実は目鼻立ちではなく、主に目もとと口もとの表情筋に現れているのです。ちゃんと嚙める歯を持っていて、バランスよく咀嚼筋が発達しているから、表情筋も活性化されていて人の目に「すてき」と映る表情の笑顔ができるのです。

反対に、充分に嚙めない歯の人の場合、咀嚼筋が硬く緊張するのにともない、表情筋の動きが鈍くなったり、偏りも出てきます。笑ったときの顔が片方の口の端だけキュッと上がり、意地悪な陰湿な笑い顔に見えることがあります。本人は無自覚で、普通に笑ったり、相槌《あいづち》を打っているつもりなのに、人から見ると不機嫌そうな表情に見えたり無表情に見えて自分に対して無関心なのかしら、と誤解をされることもありそうです。

つまり、表情筋の状態次第で、同じ顔の人でも、人から見れば、「美人」にも「不美人」にもなりうる。

逆にいえば、歯をよい状態に保ち、いつもちゃんと嚙めることを目指すことは、美人になることへの近道ともいえるわけです。

噛める歯が本当の自信と「キレイ」につながる

実際、女性にとっては表情筋が活発になることが、これほど「キレイ」を左右するのかと今さらながら驚くことがたびたびあります。

初診のときには、たいていの人は辛い状態で来ていますから、顔立ちがどうあれ、おせじにも「魅力的なきれいな表情の人」とはいえません。それが、治療が進み、噛める歯になっていくにつれ、表情がイキイキしていくのは、二章でも紹介したとおりです。さらに、噛み合わせが安定したのちも、3ヵ月か半年、人によっては1年に一度は定期検診に来院されるのですが、驚くのはそのときです。

半年ぶりに顔を見ると、たんに表情がイキイキとしているというだけでなく、明らかにきれいに見えるのです。着ている服装の色合いも明るくなる人が多く、華やいだ印象が加わり、あ、この人は会社でも美人といわれてるんだろうな、と思うようなこともあります。

さすがに、「前より美人になったね」などと、露骨なことは言いませんが、「明るい表情になりましたね」とその患者さんに水を向けると、「そうですか」と嬉しそうに近況を話してくれたりします。

「ちゃんと噛めるようになって、気分も表情も明るくなったら、おしゃれするのがホント楽しいんですよ。お化粧のノリも全然違うし。会社の後輩に、若返りましたね、なんて言われるんです」

ようするに、表情筋が活性化したことでメイクやおしゃれに磨きがかかり、相乗効果できれいになっていく、ということらしいのです。そして、まわりから「明るくて素敵な人」として扱われることで、ますます気分も華やいで、それが外見にもかなりストレートに現れてくるもののようです。

これがもし、美容整形で「キレイ」になったとしたら、その華やいだ気分は似ているようで、やはり違うものではないかと思います。

自信を手に入れたとしても、どこか後ろめたさがつきまとうかもしれないし、人目も逆に気になるかもしれません。

バランス良く噛める歯にして、健康を取り戻したことによって手に入れた「キレイ」は本当の自信につながるから、くもりのないイキイキとした表情になれるのだと思います。

噛める人は痩せられる！

現代の女性のきれいになりたい願望の中で、「痩《や》せてきれいになりたい」ということは大きな部分を占めているようです。

痩せること＝きれい、と短絡的にむすびつけるのはどうかと思いますが、贅肉のない均整のとれたプロポーションを目指す気持ちは理解できます。

噛むことは、実はきれいに痩せることにも関係があります。咀嚼の効用について、さまざまな研究結果が報告されていますが、アメリカで発表された「噛む健康法」を紹介しましょう。この健康法を発見したのは、今から約100年ほど前、事業で大成功をおさめた時計屋のフレッチャーという人物です。

フレッチャーさんは大変なグルメで、フランス、イタリアなど5ヵ国のシェフを従え、世界各国の食材を取り寄せては作らせ、贅沢三昧《ぜいたくざんまい》な食生活を送っていたそうです。当時の彼の悩みは肥満と胃腸や心臓の不調だったようです。

　そこで、フレッチャーさんは肥満を解消して健康を回復するための方法を徹底的に研究し、かたっぱしから試したそうです。西洋医学、東洋医学の療法はもちろんのこと、専門家の指示に従い、睡眠健康法、ビタミン健康法、栄養学から考え出された食事改善、ありとあらゆるダイエット法にチャレンジしたけれど、芳《かんば》しい成果が表れず悩んでいました。

　そんなある日、町を散歩していたフレッチャーさんがふと目にとめた光景がありました。ある家族が食事をしていました。テーブルの上にはパンとミルク、そして一皿の料理しかない。フレッチャーさんのいつもの食事に比べれば、質素というより貧しい食卓です。けれど、その家族は楽しそうに、テーブルを囲んでいます。

　食事療法を繰り返しても成果が出ず、今や食事が楽しみではなくなったフレッチャーさんには新鮮な光景に思えたのでしょう。彼はその家族に話しかけ、自分の悩みをつい打ち明けました。するとその家族の主人が答えたそうです。

「むずかしいことはわかりませんが、私たちはただ食事を楽しんでいるだけです。みんなよく噛んで、よく話します」

その家族から学んだことが、のちに「フレッチャイズム」と命名された噛む健康法になりました。

空腹時に新鮮で栄養バランスのよいものをよく噛んで食べる、というのがこの健康法の基本です。食べ物がドロドロになるまで咀嚼して、自然に喉に流れ落ちるまで飲み込まない。フレッチャーさんは、この方法で30キログラムの減量に成功し、健康を回復したそうです。

フレッチャーさんがバランスよく噛める歯を持っていなかったら、おそらく、このダイエット方法は成立しなかったでしょう。

彼の体験は、エール大学の教授の実験によって証明され、「噛む健康法」として確立しました。

「噛む」ことの効用は、その後も研究が進み、噛むことで分泌される唾液には癌《がん》や成人病を防ぐ働きがあることも明らかになっています。

また、よく噛むことによって脳の満腹中枢《まんぷくちゅうすう》が刺激され食べすぎ防止になるということも今ではよく知られている事実です。

ちゃんと嚙める歯は、きれいに痩せるために欠かせないものといってもいいでしょう。

嚙めない人はシミ・シワが増える

女性にとって、シミ・シワは美肌の大敵のようですが、シミ・シワも嚙むことと無関係ではないことを、このさい知っておいていただければと思います。

そもそもシミとは何か。肌の老化にともない、色素が沈着したものが「シミ」と呼ばれています。ソバカスは子供にもありますが、あれも、色素が沈着した「小さなシミ」。ではなぜ、色素が沈着するのか？

紫外線、加齢、ストレスが三大原因といわれています。原因のうちで注目したいのは、ストレスです。紫外線は化粧品や帽子や日傘で避けることができます。加齢については、誰も歳をとることはストップさせられない。けれど、ストレスを抑えることで、肌の老化を抑えることはできるというわけです。

皮膚は、バリア機能を果たす表面の表皮と、その奥のハリや弾力をつくる線維芽細胞でできています。表皮細胞は、ターンオーバーといわれるように、一定の周期で再生されます。

ところが、線維芽細胞は、歳をとると細胞の数が減り、なかなか再生しにくい性質があるようです。うっすらとあったシミがやがて定着するのも、シワが深く刻まれるのも、肌のリカバリー力が衰えたせいで、これを「肌の老化」と一般的に呼んでいるわけです。

そして、肌の細胞が活発に働くためには、血行のよさが重要になります。

つまり、血行の邪魔をするようなストレスをできるだけ排除することが、シミ・シワのケアの第一歩なのです。

血行が悪い状態のままでは、いくら美白用のクリームやシワ取りの美容液を塗っても効果は期待できません。血行がよい状態でこそ、それらの化粧品が補助的な役割を果たしてくれるわけです。

ここで、また思い出していただきたいのが、咀嚼筋と表情筋を解説した顔の図です。ちゃんと噛める歯であれば、歯を使うたびに、顔全体の筋肉はスムーズに連動して動き、肌全体の血行がよくなることは、あきらかですね。

噛めなくなって、筋肉のいろいろなところに「凝り」が出てくるのは血行が良好でない印で、皮膚の奥の見えないところで細胞は静かに老化をすすめていると言ってもよいでしょう。

実際に、治療をして正しい噛み合わせを得てよく噛めるようになると、患者さんたちが若返って見えることがあります。顔色がよくなったせいでしょう。目の下あたりの、明らかに鬱血《うっけつ》（血液の流れが悪くなっていること）によるクスミがとれるということもよくあります。

また、シワが目立たなくなったという人もいます。噛み方に偏りがあり、頭がいつも傾いていると、首に大きくシワが寄ることがあります。それが、ちゃんと噛めるようになると、頭の傾きが改善され、シワになっていた部分が伸びて、それほどシワが目立たなくなることがあります。

もっとも、ちゃんと噛める歯になれば、シミ・シワがきれいさっぱりなくなるというわけではありません。40歳の人が30歳のときの肌に「若返る」ことはありえません。

ただ、肌の老化のスピードを落とすことはできる、ということです。噛めないせいで、老けて見えていた肌が、その人の年齢なりの肌のコンディションになる。噛める状態をキープすることで、シミ・シワの進行を最小限にとどめられるというわけです。

あなたの歯はちゃんと噛めていますか？

さて、噛むことと「キレイ」の関係を知るにつれて、「私の歯はちゃんと噛めているの？」と心配になってきた人もいるかと思います。

普段なにげなく使っている歯ですから、あらためて考えてみると、ちゃんと噛めているのかどうか、なかなか自分では判断しにくいところです。

ここで、ちょっと簡単なセルフチェックの方法を紹介しましょう。用意するものは粒状のチューイングガム1個です。板状のガムを小さく折り畳んでもＯＫです。

ガムをなにげなく、口にほうりこんでください。すると、舌が左右どちらかの奥歯にガムを運んだはずです。最初に運ばれたのは右と左、どちらでしたか？　右だった人は右顎、左だった人は左顎が「利《き》き顎《あご》」と考えていいでしょう。

ここからが肝心です。そのまま3分間ほど、いつものように嚙み続けてください。自然に左右均等に嚙んでいるようなら大きな問題はなさそうです。左右どちらか片方に嚙む回数が偏っていたり、片方でしか嚙めないという場合は要注意です。

まず、片側に痛む歯があったり、歯が欠けているところがあるので、そこを避けて嚙んでいるという場合は、当然ながら治療が必要です。そのままの状態にしておくと、嚙み合わせが悪くなる恐れがあります。

そうした自覚できる明らかな原因がないのに、左右に偏りがある場合はすでに嚙み合わせに問題が生じている可能性があります。左右のアンバランスが体に現れているということもあるかもしれません。

例えば、右側の歯ばかりで嚙んでいる人の場合、必然的に使用頻度の高くなる右の歯が壊れやすくなり、左右の歯の寿命に差が出ます。どちらか片方の歯が虫歯になりやすいということはありませんか?

嚙むことと全身のバランスについてすでにお話ししたように首や肩の凝り、腰痛、頭痛などを引き起こします。こうした症状はないですか?

また、写真に映った自分の姿をチェックしてみて、どちらかの肩が下がっているようなことはないですか?

靴の底の右側か左側だけがすり減るということはありませんか?

椅子に腰掛けるときいつも右か左、決まったほうの脚を組むということはありませんか?

思いあたることが多い人ほど、「ちゃんと嚙めている度」が低い人です。嚙み合わせが悪いから嚙み方に偏りが出ているのか、嚙み方の偏りが嚙み合わせを悪くしたのか、あるいは、その悪循環で嚙み方、嚙み合わせが悪くなっているのか、人によって原因はさまざまで、程度もさまざまですが、まずは、自分の歯がちゃんと嚙めているのかどうかを自覚することが大事です。

「利き顎」で相性がわかる!?

手や脚に右利き、左利きがあるように、顎にも「利き顎」があるということを初めて知ったという方も多いかと思います。

人間の体は、左右まったく対称なわけではなく、動かしやすいほうがあり、それはその人のクセのようなもの。極端にどちらかだけしか動かせないようであれば、バランスが悪いといえますが、硬いものを最初に右で嚙むなどは「利き顎」が右であるということであって「偏った嚙み方」とまではいえません。

ところで、この「利き顎」は人とのつきあい方にも微妙に影響します。

例えば、あなたが飲み会で知り合った男性と、後日初めてふたりきりで食事をしたとします。飲み会のとき、みんなでテーブルを囲んでいたときには、楽しくて、感じのいい人だと思ったのに、ふたりで会ってみると、今イチ打ち解けられない、なんてことはないですか。

並んで歩いているときに、どうもしっくりこない。カウンターで隣に座って食事をしたり、お酒を飲んでいるときも、なんだかよそよそしいような、こちらに関心があるのかないのかわからない。

これは、「利き顎」の相性が悪い相手なのかもしれません。性格の相性以前に、これがなかなかあなどれないところなのです。

仮にあなたの利き顎が右だとします。するとあなたは右側のほうが振り向きやすいし、横に並んで歩くとき、腰掛けているときには右側に人がいてくれるほうが落ちつきます。

もし、相手が左利きの顎の人であれば、利き顎の相性はバッチリです。あなたの右側に位置する人は、左にいるあなたに向きやすいし、一緒に並んで歩くと違和感がない。この組み合わせだと、初対面からさほど時間がたっていなくても、なんとなく打ち解けることができて、親密感も生まれやすいのです。

相手もあなたと同じく右利きだったらどうでしょう。カウンターに並んで座ったときあなたの右側に座った人に、あなた自身は体を向けやすいけれど、相手のほうは姿勢としては右側に向いていたほうがラクだから、話の途中で、あなたのほうではなくつい右側に体を向けがち。あなたの左側に相手が座ったとしたら、相手はあなたのほうに体を向けて顔を見て話しやすいけれど、あなたにとってはなごめない位置取り。なにがイヤというわけではないのに「今イチ、違う」と思う相手は、案外「利き顎」の相性がよくないのかもしれません。

ちなみに、相手がどちら利きなのかさりげなくチェックすることもできます。いきなり「ガム噛んでみて」は唐突ですから、相手がナッツ類など小さくて硬めのものを食べるときに、どちら側で最初に噛んだか見ておくといいでしょう。

車の運転中、後方を確認するときなども、右が利き顎の人は右肩越しに後ろを見て、左利きの人は左肩越しに後ろを見ることが多いようです。

もっとも、利き顎の相性が悪いからといって、「うまくいかない」と決めつけるのは早合点というもの。横に並んでも親密度が増さないことを踏まえて、デートのときはテーブルを挟んで向かいあって座るなど、対策をとればいいわけです。

自分だけでなく、気になる相手の利き顎を知っていれば、恋愛にもちょっとは役に立つかもしれないですね。

「悪い嚙みグセ」を直して顔の歪みを防止しよう

利き顎がどちらかによって、誰の嚙み方にも多少の偏りはありますが、偏りが大きくならないように注意することは大事です。

偏りが大きくなると、やがて片方の筋肉が痛み、スムーズな顎の運動の妨《さまた》げになるだけでなく、片方の歯だけが磨耗《まもう》して嚙み合わせをくるわせる原因にもなります。

左右の筋肉のアンバランスは、片側の頰がもりあがったり、口が歪《ゆが》んで見えるようになるなど、顔の容貌にも表れます。

歪みのないきれいな表情をキープするためにも、偏った嚙みグセがないのに越したことはありません。

虫歯や抜けている歯があることが原因で、嚙めない場所があるために偏った嚙み方になっている場合は、もちろん歯の治療が必要です。

虫歯や抜けたままの歯はなく、たんにクセで片側ばかりで嚙んでしまうという場合には自分でトレーニングすることである程度は改善できます。やり方は簡単です。

大きめで硬めのガムを左右交互に5〜10回ずつ、5分前後嚙みます。決して長時間してはいけません。急激に長時間やると、嚙みにくいほうの顎関節や筋肉を傷めてしまいます。1日1〜2回、5分前後、ゆっくり交互に嚙み、左右均等に無意識のうちに嚙むことができるようになるまで、続けてください。

虫歯の治療が嚙み合わせを悪くすることもある

虫歯や抜けた歯をそのままにしておくと嚙み方に偏りが出るので治療が必要と述べました。

ところが、虫歯の治療が嚙み合わせを変化させ、嚙み方の偏りの原因になることもあるということは、あまり知られていないのではないかと思います。

虫歯になり、歯医者に行って、歯を削って詰め物をしてもらった。これは多くの人が経験することで、「削って詰める」はそれほど複雑な治療ではないように思われるかもしれません。

けれど、おおげさではなくミクロンの単位の作業です。ほんの数ミクロンの高さの違いが、噛み合わせに微妙に影響します。

最も大事なのが奥歯の治療です。例えば前歯の唇側、つまり表側がちょっと虫歯になった場合なら、削って詰めても、治療前の噛み合わせとほとんど変化はありません。しかし奥歯は違います。

上の奥歯と下の奥歯が噛み合うとき、合わさる面は実に複雑な形をしています。奥歯の水平面を拡大鏡で見たら、複雑な起伏があることがよくわかります。例えば、上顎の奥歯が虫歯になって削って詰め物をする場合、詰め物はもとの噛み合わせを復元する形になっていなければ、歯の当たり具合に違和感が出ます。

そのために、治療のあとは必ず歯科医は噛み合わせをチェックします。ただし、すべての歯科医が噛み合わせについての正しい知識をもとに、噛み合わせのチェックを入念にしているかどうかは疑わしいところです。

噛み合わせを調べられるときに、赤い薄い紙をカチカチと噛まされますが、診療台に寝かされたままで調べられた人が多いのではないでしょうか。

それでは噛み合わせをチェックしたことにはならないのです。ほとんど意味をなさず、治療終了の印としての「カチカチ」のようなものです。

というのも、寝ている姿勢のときと、上体が起き上がっているときとでは嚙み合い方が違うのです。試しに今、やってみてください。

まず、椅子に腰掛け、顔を正面に向ける姿勢で音が出るぐらいカチカチと嚙みます。次に顔を真上に向けて嚙んでみてください。奥歯の当たり具合が違うと感じたはずです。

診察台に仰向けになっているときも顔は上向きになっています。顔が上を向いているときは、下顎が奥にズレてしまうため、正面を向いているときとは歯の当たり方が違うわけです。

そのため、診察台で寝たまま、嚙み合わせのチェックをした場合は、詰め物をした歯が「適正」な高さと違うことが多いのです。

寝ているときはさほど違和感がなかったのに、直立になって顔を正面に向けていざ嚙んでみると、奥歯の当たりが強いと感じたり弱いと感じるのは患者さんの「気のせい」などではなくて、正しくない治療の結果なのです。

歯の嚙み合わせは上顎の歯と下顎の歯、全体がバランスよく嚙み合うことが大事ですが、中でも奥歯は物を嚙み砕くときに大きな力が加わるところで、嚙み合わせの大黒柱のようなものです。治療した歯が高かったり低かったりして、隣の治療していない歯が今までのように嚙み合わなくなれば、咀嚼システムを大きく崩すことにもつながりかねません。

治療をしてもらったあと、その直後であれ、しばらくたったあとであれ、上体が起き上がっているときに嚙んで、高く感じる、あるいは上と下の歯が合わさっていないような気がする、というときは、そのことを歯科医に告げてください。

うつぶせ寝で歯が倒れてしまった？

嚙み合わせを狂わせる原因は他にもたくさんあります。横向き寝、うつぶせ寝、頰杖をつくクセ、ペンや爪などを嚙むクセ、スポーツや交通事故による歯や顎の強打など、歯や顎に加わった力で歯が傾くことがあります。

歯や顎を事故などで強打した場合は、原因が本人にも思いあたるのですが、寝るときの姿勢や口のクセでじわじわと歯が動いた場合は、本人にはわかりにくい。そのために、放置されることが多く、さらに噛み合わせを悪くするということが多いようです。

寝るときの姿勢が原因と考えられる歯の傾斜のため、ひどいときは噛むことができなくなるケースもあります。Wさん（21歳・女性）はそんな患者さんのひとりです。

歯が噛み合わない、という理由で林歯科に来院しました。診察をしてみますと、Wさんの下顎の歯は、次ページのイラストのように舌側に倒れていました。本来なら噛む面が上を向いているべきところが、横を向いています。これでは噛むことも難しいし、歯を噛み合わせようとすると倒れた下の歯の頬側の面に上の歯の力が加わり、ますます傾いてしまうことになります。

Wさんの歯がこうした状態になったのは、うつ伏せ寝、横向き寝が原因と思われます。子供のときから16歳ごろまではうつ伏せ寝で、それ以降今までは右を下にして横向き寝をしていたそうです。仰向けで寝ようと思っても寝られないので、ずっとこの寝姿勢だったのだそうです。

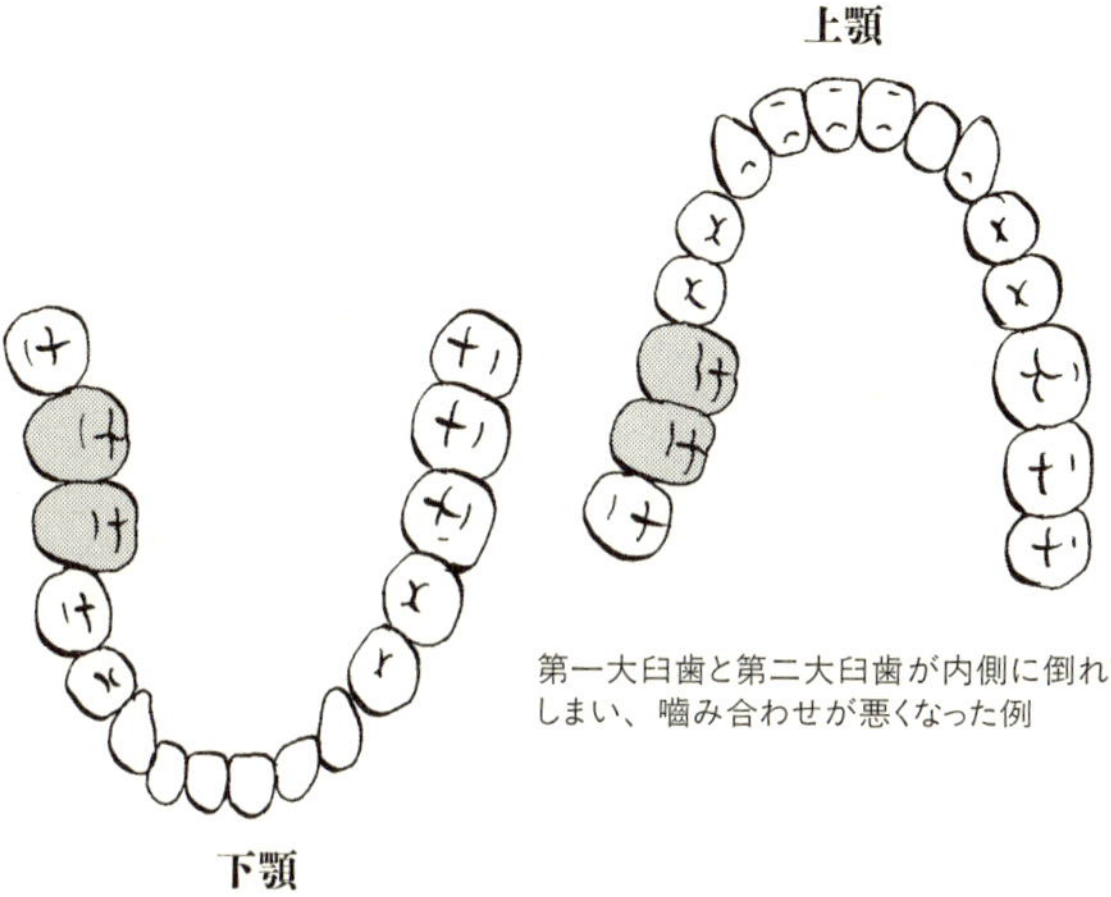

第一大臼歯と第二大臼歯が内側に倒れてしまい、噛み合わせが悪くなった例

奥歯の永久歯がはえて頭を出したときから、寝ているときは常に横から力が加わっていたわけです。歯の根は歯槽骨の中で、曲がらないでまっすぐにのびたのだけれど、表に出ている歯は押されて、舌側に倒れてきたのです。

頭部は成人の女性で平均5〜6キログラムぐらいある重いものです。しかも、寝ている時間は1日の3分の1を占めるくらい長いので、加わった力は相当なものです。

Wさんのように、歯が横に倒れて噛み合う面が成立しなくなった場合は、噛む面を金属で作って張りつけるという補綴矯正《ほてつきょうせい》をします。噛むための機能を回復するための治療です。

これをもし、「歯はまっすぐ揃って生えているべき」と倒れた歯を無理やりワイヤーで起こすとどうなるでしょう。まっすぐ生えていた根がグッと傾いて、収まるところがなくなり吸収されてしまう。つまり、第二章で紹介した、歯の根が溶けた患者さんと同じような状態になるリスクが高いのです。

あくまでも歯の機能を最重要視して、機能を回復するためにいちばん効果的な治療をするのが歯科医療の目的で、本来、歯科における歯列矯正とは、こうしたことを意味していたのです。「矯正」という言葉を使うけれど、見た目重視の「歯列矯正」や「審美的治療」とは内容は大きく異なります。

さて、Wさんのその後。嚙み合う面を少しずつ補綴治療で作っていきました。一度に嚙み合わせの面ができると、顎は今までと全く違う動きを強いられることになり、それはまた顎と歯、咀嚼システム全体にとってよくないことなのです。嚙むトレーニングをしつつ、仰向けに寝る練習もしてもらいました。

治療開始から約1年後、Wさんはちゃんと嚙めるようになりました。嚙み合わせはバランスのよい状態で安定しています。

歯が倒れていてうまく噛めなかったときの顔は左右の頰の膨らみ具合に差があり、また筋肉がアンバランスに使われていたために、顔、肩に傾きがありました、そうした点も改善されつつあります。

「機能を取り戻す矯正」できれいになったケースといってよいでしょう。

「噛み合わせ」は噛み合う面だけの問題ではない

「ちゃんと噛める歯」は健康的できれいになるためには大事で、「ちゃんと噛む」には噛み合わせが重要。噛み合わせを悪くするような、歯の治療や姿勢は避けなくてはいけません。そこまでは、おわかりいただけたかと思います。

ところで、「ちゃんと噛める」には歯の噛み合う面がちゃんと合っていれば充分か？　答えはノーです。噛み合う面がよい状態になっていることは必要な条件のひとつですが、それだけでは充分ではないのです。

歯科医ですら、噛み合わせとは噛み合う面が上下で合うこと、と理解している人が少なくないくらい「噛み合わせ」について正確に理解するのはなかなか難しいことだとは思いますが、できるだけわかりやすく説明します。

歯は上顎と下顎にアーチ形に生えていますね。上顎は頭蓋骨に固定されています。上顎と下顎は顎関節という関節でつながっていて、下顎が上下、左右、奥、手前と動くことによって、上下の歯のすり合わせが可能になり、上下の歯で噛むという動きが可能になるわけです。

鏡を見ながら、ちょっと動かしてみてください。上の歯は動かないことに初めて気がついたという方もいるかと思います。

物を噛むときには、脳の指令によって顎の筋肉が動き、筋肉の動きにともなって上顎全体に下顎全体がぶつかります。

このときに忘れてならないのが、関節の存在。関節と顎をとりまく筋肉に適度な力が加わることによって、関節を動かすことができます。

そして、上下の歯が合わさる。合わさる面に力を加えつつ、同時に下顎を一瞬動かすことで、噛み切る、噛み砕く、噛みつぶすことができます。

つまり、脳の指令に従って筋肉と顎関節がスムーズに動き、嚙み合う面を効率よく使えるのが「ちゃんと嚙める」ということなのです。「嚙み合わせがよい」とは、これらの一連の動きが総合的に良好であること。そういうふうに理解していただきたいと思います。

歯型をとってみて、上下の歯が文句なしにぴたりと合うように嚙み合う面を調整したとしても、筋肉や関節に不具合があって動かせないのでは、宝の持ち腐れなのです。

ちゃんと嚙んできれいになるためには、歯だけでなく、顎の関節、筋肉もケアするべきなんだ、ということだけでも頭に入れておいてもらえれば、と思います。

あなたの「顎凝り度」をチェック！

さて、ここでまたセルフチェックです。あてはまるものには○をつけてください。

1　朝、起きたときから肩凝りや顎に疲れを感じる。
2　あくびをすると顎が痛むことがあり、思いきりあくびはできない。

3　何もしていないのに、エラのところがピクピク動くことがある。
4　歯が浮く感じが時々ある。
5　日によって、歯や顎が痛いような気がするが、気にならない日もある。
6　口を大きく開けると、コキッと音がすることがある。
7　気分が落ちこんでいるときに限って、歯が痛くなるような気がする。
8　ものを嚙んでいないときも、歯を嚙み合わせていることが多い。
9　歯ぎしりをしていた、と家族や友人に言われたことがある。
10　食事のとき、頰の内側をうっかり嚙むことがよくある。

どうでしたか？　○がついたのは何個ですか？　○の数が多い人ほど、顎の関節、筋肉に負担がかかり、その影響が出ている人です。

顎の関節や筋肉がどんな状態なのか、普段は考えたこともないかと思いますが、「ちゃんと嚙む」ためには、さきほど説明したとおり大変重要な役割を持っています。

ここでまず知ってほしいのは、食事をするとき以外は、上下の歯は口の中で離れている状態なのが理想です。

8に○をつけた人は「食いしばり」「噛みしめ」のクセがありそうです。「歯を食いしばって頑張る」という言い方がありますが、一生懸命何かをやっているときに奥歯をギュッと噛みしめることが多いようです。

人によって歯を食いしばるシーンは違うようで、パソコンを操作するなど目を凝らす動作と歯の食いしばりが連動する人もいます。考えごとをするとき、シャンプーをするとき、急いで駅の階段を駆け上がるときなど、人によって、無意識のうちに歯を食いしばりがちなシーンが異なるものです。

「食いしばり」「噛みしめ」は精神状態とも密接に関係して、例えば、上司から叱られて仕事上でプレッシャーを大きく感じるときや、人間関係のトラブルをかかえているときなどに、食いしばりが強くなる傾向の人も多いようです。

「食いしばり」「噛みしめ」で顎の関節や咀嚼筋は長時間、緊張状態を強いられます。もちろん筋肉は疲れ、それが凝りや痛みにつながります。顎のスムーズな動きの妨げにもなります。

自分が生活の中で、どういうときに歯を噛みしめがちか、ちょっと観察してみるといいかと思います。「あ、顎に力が入ってる。歯を噛みしめてる」と気がついたときに、意識して噛みしめるのをやめるだけで、4、5、7、10のようなことが少なくなると思います。

仕事や勉強、人間関係で大変なときこそ、「歯は食いしばるな!」なのです。スポーツ選手が実力を最大に発揮できるのは、体はリラックスしていて、神経は適度に緊張しているときとよく言われます。それと同じ理屈で、日常生活でも、できるだけ顎と歯はリラックスした状態で、気持ちは集中させる。そのほうが歯のためにとってよいだけでなく、頑張りもきくのです。

最近増えている顎関節症って何?

顎関節に痛みなどが症状として現れるようになると「顎関節症《がくかんせつしょう》」です。

食いしばり、噛みしめが原因になることもありますし、噛み合う面が合っていないために過剰な負担が関節にかかり、故障を引き起こすこともあります。

さきほどの質問項目で2、6は、顎関節症に顕著《けんちょ》な症状です。人によって痛みの度合いや症状はさまざまで、「顎がなんとなくおかしい」というレベルから、顎関節に炎症を起こしていたり、関節にズレが生じて、口を開けただけで激痛が走るような重症のレベルまであります。いわゆる「顎がはずれる」という症状になることもあります。

顎への負担が少しずつ蓄積して、だんだん症状が重くなることが多いのですが、7のように、精神状態によって嚙みしめが強くなるなど、顎の故障につながる素因のある人は急激に症状が出ることもあります。例えば、身近な人の死、受験の失敗、失職など、精神的なショックが引きがねとなって、昨日までなんでもなかったのに、突然に口が開けられなくなるということもあります。

ところで、顎関節症という病名、一般的に知られるようになったのは、ここ10年ぐらいのことかと思います。ある女性歌手がコンサートを中止した原因が「顎関節症」だと報道されて、どうやらこんな病気もあるらしい、と知った方も多いかもしれません。

この症状を患《わずら》う人が増えてきたのは、'80年代以降といえるかと思います。子供のときから軟らかいものばかりを食べて育った「顎未発達世代」が増えてきたことと無関係ではないでしょう。

簡単にいえば、鍛《きた》えられていない顎の筋肉と関節は、寝る姿勢で圧迫を受けるなどの外的な力に対しても、自分自身の嚙みしめなどで加わる力に対しても耐性が低い。つまり現代っ子の顎は脆弱《ぜいじゃく》なのです。

かといって、咀嚼システムができあがった成人になってから、いきなり鍛えるわけにはいきません。硬いものをバリバリ食べて鍛えようとするのは、愚《ぐ》の骨頂《こっちょう》。トレーニングを積んでいない人がいきなりフルマラソンにチャレンジするようなものです。

必要なのは、自分の顎と歯に不必要な負担をかけるようなことはしない、という日常的なこころがけです。現代人の顎は弱体化してきたのに、それに対応する治療や生活上のアドバイスをしてきた歯科医師たちが少なかったことが、顎関節症の人を増やしているようにも私には思えるのです。

一晩の歯ぎしりは一生分の咀嚼と同じ

「噛みしめ」や「食いしばり」は、上下の歯が垂直方向にグッと押し合う状態です。グッと1回噛みしめたとき、50キログラム前後の力が加わるため、顎の関節、口のまわりの筋肉に大変なダメージを与えます。

「歯ぎしり」は、さらに大きなダメージとなります。

人の歯ぎしりの音を聞いたことがある方はあのギギギーッとかギリギリッという音から、半端ではない力が歯に加わっていることが想像できますよね。起きているときにどんなに強く歯をこすり合わせても、あれだけの音が出るほどには強くこすれ合わないでしょう。

噛みしめたうえに、横にギリギリギリと歯を動かしているため、あのような音が出るわけですが、一晩の歯ぎしりは一生分の咀嚼《そしゃく》に相当する、といわれるくらいです。もっとも一晩中、歯ぎしりをしどおしということはないので、歯ぎしりのクセがあっても20歳で70歳ぐらいの歯の状態になることは実際にはありませんが。とにかく、一生分にたとえられるくらい、歯ぎしりによって歯と顎は酷使《こくし》されます。

たっぷり眠ったはずなのに、目覚めは悪く、朝からぐったり体が疲れているのも無理はありません。午前中はずっと不快感が抜けないという人も少なくないようです。

なぜ歯ぎしりをするのか、その原因は未だにはっきりとは解明されていないのですが、「精神的、肉体的に疲労度が高いときに歯ぎしりをしているらしい」という人が多いことから、心身のストレスと関係が深いようです。

一説には、無意識のうちのストレス解消の行為ともいわれています。

ところが、歯ぎしりをすれば、ストレス解消どころか体にはあらたにストレスが加わります。顎が強く緊張したことによって、肩や首、背中の筋肉も疲労し、痛みが出ることがある。ストレスの悪循環になってしまうのです。

もちろん、歯自体にかかるリスクも大きいです。硬いもの同士が強い力でこすれ合うのですから、歯の一部がかけたり、歯を支える歯肉にもダメージを与えることにもなります。

歯ぎしりや噛みしめは、歯の寿命を確実に縮めてしまうので、できるだけ早めにこのクセは解消したいものです。ただし、乳歯のときの歯ぎしりは特に心配はいりません。

噛める歯をキープするためには顎を柔らかくしよう

では、どうしたら、噛みしめや歯ぎしりのクセをなくせるか？ それらによって顎にかかる負担をとりのぞけるか？

そこで、紹介したいのが「咀嚼筋マッサージ&割りばし法」です。第二章でワイヤー矯正後不調になった患者さんたちのケースを説明したときに、少しふれましたが、この方法は顎の筋肉の凝りをほぐすことをまず第一の目的としています。

口のまわりの筋肉の凝りをほぐすことで、痛みのレベルが実際に下がることが多いのです。それほど、筋肉の緊張がもたらす痛みや不調和は、大きいわけです。

とりあえずの痛みに対処して、治療にうつります。矯正装置を少しずつはずし、噛み合う面を少しずつ調整していくという治療方法は、第二章で説明したとおりですが、その治療期間中も患者さんたちには自宅で「咀嚼筋マッサージ&割りばし法」をしてもらい、それとともに咀嚼訓練、開口訓練などの機能訓練や心身のストレスに耐性を強くするための自律訓練などをやってもらいます。歯そのものを直しても、顎がスムーズに動かなければ噛めないわけですから、歯を直しながら、顎もスムーズに動かせるようにリハビリテーションします。

動きにくくなった筋肉や関節には、急に動かせばダメージが加わります。けれど、動かさなければ、機能は回復しません。少しずつ動かしながら機能を回復していき、徐々に顎運動のレベルを上げていきます。

つまり、「咀嚼筋マッサージ&割りばし法」はリハビリテーションの方法でもあるわけです。

さらに、ひととおりの治療を終えて患者さんたちが噛める歯をとりもどしたあとも、続けて自宅で「咀嚼筋マッサージ&割りばし法」を行うように指導します。

ちゃんと噛める歯をキープするために効果的だからです。日常的な動きでも顎には負担がかかり、疲れは生じます。その疲れがたまる前に解消する。凝る前にほぐす。そのことによって、顎の状態をいつも柔らかく保つことができ、噛み合わせをくるわせることを阻止できるというわけです。

すべての患者さんのあらゆる症状がこの方法で緩和《かんわ》するとは言えませんが、大多数の人によい効果が出ているのは、これまでの経験で自信を持って言えることです。「噛む」ということが頭頸部の筋肉に密接に関係し、それがさらに全身に影響することを考えると、理にかなった方法であるともいえます。

さきほどの「顎凝り度チェック」であてはまる項目があった人は、ぜひやってみてください。

今のところ、特別顎に疲れは感じないという人もやってみましょう。この方法を習慣づけることが、噛み合わせに支障が出ることを予防することにつながります。「ちゃんと噛める歯」をキープして「キレイ」をキープするために、知っておいて損はない方法です。

「咀嚼筋マッサージ」で表情筋からきれいになる

まず、咀嚼筋マッサージの方法を説明します。

両手を左右の頬に当てて奥歯を噛みしめてみてください。グッと動くところがありますね。そこが咀嚼筋である咬筋です。

ここをイラストのように、指の腹で押します。痛みを感じれば、そこにダメージがある、つまり凝っている印です。

押す強さは、自分で気持ちがいいと感じる程度の強さ。強く押しすぎるのは禁物です。

さらに、目と耳の間から頭にかけての側頭筋のあたりも指で押さえてみてくださ い。ここも凝りがあるようなら、指に軽く力を入れて押します。

1回のマッサージ時間は1分以内で、短いマッサージをこまめにするのが効果を高めるコツです。このとき、上下の歯を噛み合わせてはいけません。

1日に10回程度、1時間おきぐらいを目安にやってみてください。

「割りばし法」で全身リラックス！

次は、顎と全身をリラックス状態にするための「割りばし法」です。

咀嚼筋マッサージ

咬筋と側頭筋に指先をあて、凝りをほぐすように指の腹で押してマッサージをする

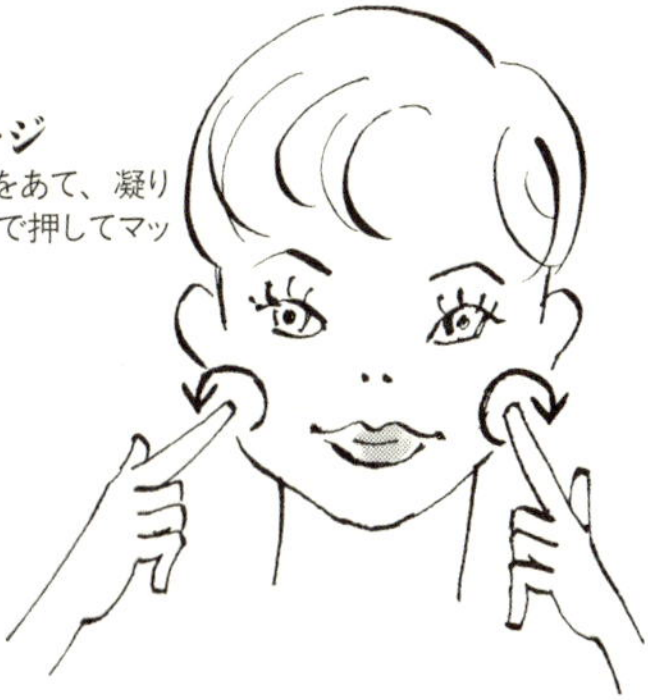

割りばし法

割りばしを唇の間に載せてあおむけに寝る。歯と歯を接触させず30分以上そのままの姿勢でいる

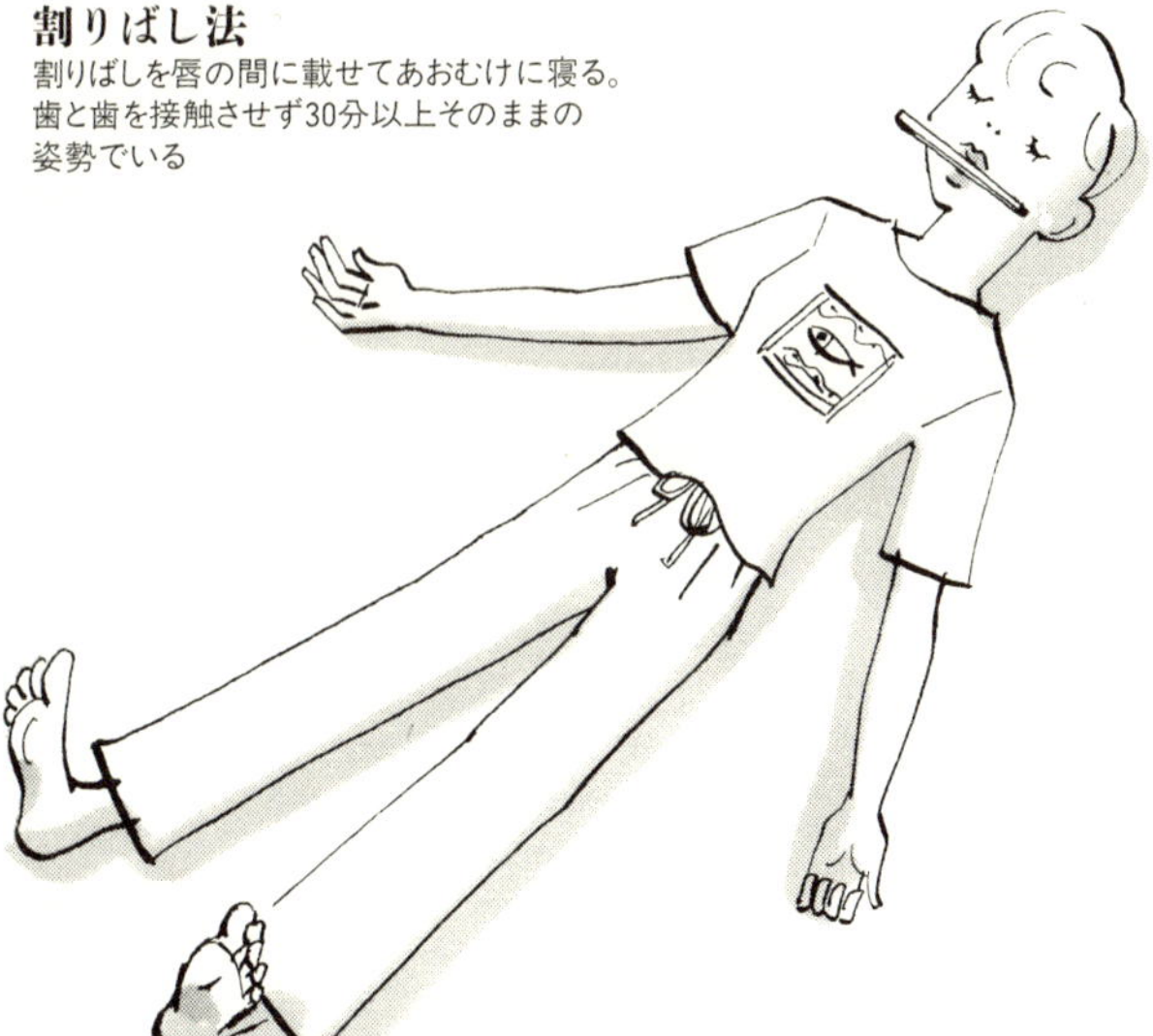

よくヨーガや健康体操などで「全身の力を抜いて」といいますが、ふだん体が緊張している人にとっては、体をリラックス状態にするということが案外むずかしいことです。力を抜こうとするほど逆に力が入ってしまうなんてこともあります。

「割りばし法」は自然に力を抜いて、全身の筋肉を弛緩《しかん》させることができる方法です。

用意するものは、割りばし。パキッと割って、片方の1本だけを使います。その割りばしを、前ページのイラストのように唇の間に載せて、あおむけに寝ます。歯で嚙むのではなくて、軽く開いた口に載せる感覚です。

これで上の歯と下の歯が自然と接触しない状態になり、口のまわりの筋肉が緩みます。いつも歯を嚙みしめるクセのある人は、歯が接触しない状態というのは、こういう感じなのか、と、ちょっとした発見かもしれません。

腕の力も抜いて、体のわきにおきます。脚は伸ばしたままでもいいし、膝を少し立てたほうがラクな感じがする人は膝を立ててもかまいません。あおむけになったときに、背中や腰が痛い人はタオルを当てます。枕がないと落ちつかない人は、低めの枕ならあててもかまいません。この体勢を30分以上続けます。

注意点としては、ふとんやベッドなどの柔らかいところではなく、畳やカーペットなど比較的硬いところにあおむけになること。

体を冷やさないように、室温は適温に保ってください。

終了時には、急に起き上がらないこと。

これはとても大事です。全身の筋肉が緩んだのちに急に立ち上がると、筋肉のバランスがとれず、人によってはフラフラすることがあります。起き上がるときには、充分に体をほぐして、ゆっくりと立ち上がってください。

ストレス解消術を身につけた人から「キレイ」になれる

咀嚼筋マッサージはどこでも簡単にできるので毎日の習慣にしてください。割りばし法とセットでやると、さらによいのですが、毎日30分静かにすごす時間がとれないという方は疲れを感じたときだけでも、割りばし法をやってみてください。

続けているうちに、全身の筋肉を緩めることで体の疲れや精神的なストレスが和《やわ》らぐことを実感されることと思います。

たったこれだけの方法ですが、多くの人が頭痛、肩凝り、腰痛などの軽減、あるいはさっぱり痛みがなくなったというほどの効果を体験しています。

それ以外にも、整形外科、脳神経科、内科、はては心療内科までかかって7年間もとれなかった左半身のしびれがほとんどなくなったという人や、導眠剤を飲まなければならなかった人が咀嚼筋マッサージ&割りばし法をやるようになって、薬なしで眠れるようになったという例もあります。

噛みしめや歯ぎしり、歯が噛み合わないなどの自覚がない人でも、心身のストレス解消法のひとつとして、試す価値はあると思います。ストレスは美容の大敵でもあるのだから、上手にストレス解消できる人ほどきれいになれるのではないでしょうか。

この方法をずっと続けているある患者さんが話していたことが印象的です。その人は歯の治療は終わり、定期的に検診に来ている人です。

「以前は、体調がちょっとでも悪いとすごく不安になっていたのだけれど、割りばし法を知ってから、ちょっとぐらい具合が悪くてもあれをやれば大丈夫とわかっているので、気持ちがラクなんです」

自分に合ったリラックス方法を身につけるのは、健康にとって、とても重要なことだと思うのは患者さんたちのこのような声を聞いたときです。

また、別の患者さんでプロのオペラ歌手の方がいるのですが、彼女は海外に長期滞在するときは、割りばしをごっそり持っていくそうです。

先日も「イタリアには割りばしは売ってないから」と笑って言っていました。

オペラ歌手にとって、喉や顎、口の緊張をほぐすことは体調管理のひとつとして欠かせないことなのだそうです。簡単な方法で全身の筋肉もほぐせ、気分もリフレッシュするこの方法が今や日課になっているそうです。

女性の体と歯の関係

噛み方で左右にアンバランスのある場合は、均等に噛めるようにリハビリをする。

咀嚼筋マッサージと割りばし法で筋肉の凝りをほぐし、顎のスムーズな動きをキープする。

こうした「顎と歯のケア」を心がけることで、「ちゃんと噛める歯」を長持ちさせることができます。

あるいは、いったんトラブルを起こした顎と歯も、適切な治療に並行してリハビリテーションをすることで「ちゃんと噛める歯」にもどすことができます。

これは男女に共通して言えることですし、年齢にかかわらず言えることです。ところで、女性の方々にはもうひとつ「ちゃんと噛める歯」であるために、知っておいていただきたいことがあります。

女性の体はホルモンの影響で体調が大きく変化します。そのことは歯とも無関係ではありません。

歯をいじれば全身に影響するということは第二章の「歯と全身には密接な関係がある」の項で述べましたが、女性の場合は、ホルモンの影響も考慮に入れて歯をケアすることが大事なのです。

ホルモンの影響というとピンとこないかもしれません。女性には男性には起こらない体のダイナミックな変化があります。初潮、妊娠、出産、そして更年期、と体調が大きく変わるとき、女性の体の中ではホルモンのバランスが大きく変わっています。

また、月経の周期の中でも一定のリズムでホルモンは変動をしています。

何十年という長い単位の中での大きな変化と、月経のサイクルという短期間で繰り返される変動をともなうのが、女性の体の特徴です。

そうした変動に耐えうるのが女性の体、ともいえるし、一方、変動をうけとめられないときには体が敏感に反応し、「不調」のサインをどこかに出すのが女性の体の特徴ともいえるかと思います。

例えばストレスがたまると生理前に頭痛がひどくなるなどサインとして出ることがあります。女性はそのことによって、自分の体を気づかうし、このさいちゃんと診てもらおうと病院に行くこともあるでしょう。変化に敏感に反応する特性のおかげで、大病を患う手前で対策をとることができるわけです。女性ホルモンは母体としての自分の体を守るために、致命的な疾患までにワンクッションあるんですね。

一方、男性はというと、女性のように体調の変化を敏感に感じ取ることが少ないため、体調が悪いと感じたときには、致命的な病気にかかっていることが女性に比べると多いといえるでしょう。今まで病院に行ったこともないような人が40代、50代でポックリ、なんてことが実際にめずらしくないわけです。

さて、歯科治療において注意を払うべきなのは、女性の「変動をうけとめられないときに敏感に反応する」という点です。その反応が「痛み」として出る場合や、体の他の器官に影響を及ぼすことがあります。そのことを医者はもちろん、体の持ち主である女性本人も知っておくべきだと思うのです。

20代の「歯」が一生を左右する

では、女性の成長のプロセスをたどりながら、そのときどきの歯科治療の注意点をあげていきます。

初潮を迎える10代のころ。この時期は女性ホルモンの面でも精神的な面でも、もっとも揺らぎの大きい時期です。歯の矯正をするなら成長期のうちに、初潮が始まる前に矯正による大きな変化が終わっているのが理想、と前に話したのもこのためです。

初潮からのち、女性の体の中では子宮、卵巣が成長していく時期を迎えます。それをつかさどるのも女性ホルモン。ホルモンの分泌をコントロールするのは脳の仕事ですが、歯の矯正装置をつけて脳にストレスを与えることは、女性の体の成長の妨げになるといってもよいでしょう。

だから、初潮を迎える前に矯正による大きな変化は終わっているのが理想なのです。

「体の成長を利用して矯正する」という点からいえば、初潮後しばらくはまだ成長期です。歯科的には、親しらずは別として奥歯が全部生え揃った時期を成長期の終わりとみなします。個人差はありますが、10代後半ぐらいがその時期にあたります。

つまり、骨の成長という点では10代後半も矯正は可能な時期といえます。しかし、女性の全身の成長バランスを考えると、やはり初潮の直前、直後の矯正は避けるべきでしょう。

子宮、卵巣が成長し、ホルモンの変動のリズムが安定し月経が安定するのが20代の前半です。思春期の「心身ともに揺れの大きい状態」を脱出した時期です。

歯についていえば成長は止まり、その人に独自の咀嚼システムが完成しつつある時期です。この時期に「ちゃんと噛める歯」の条件をそろえておくことは、その後の何十年を左右するといっても大げさではありません。

もちろんこの時期には、遺伝的な要因、成長期にどんな物をどんな噛み方で食べてきたかによって、人によって歯の状態の差は大きくなっています。大事なのは、それぞれの人がそれぞれの条件のもと「噛める歯」をキープするために、するべきことと、してはいけないことを、この時期にちゃんと自分でわかっていることです。親まかせで歯医者さんに連れていかれる子供の時代とは違うのですから。

やるべきことは、虫歯があれば正しい治療をすること。噛み合わせをくるわせないように、この章で紹介したような口のまわりの筋肉をリラックスさせること。やってはいけないことは、もうわかりますよね？　噛み合わせをくるわせるような姿勢や偏った噛み方、そして、見た目だけにとらわれて、大きく歯を動かすような歯列矯正をしたり、健康な歯を抜歯したり削ったりすること。

してはいけないことをすると、体にさまざまな悪影響を与えることはこれまでも説明しましたが、「女性の体」という点でもダメージは少なからずあります。

せっかく順調に成長した子宮にもストレスが加わります。噛み合わせのくるいから全身のバランスがくずれ、血行が悪くなる。脳のストレスが、ホルモンの安定にも悪影響をおよぼす。

月経不順になったり、子宮筋腫《きんしゅ》や子宮内膜症《ないまくしょう》といった婦人科系の病気を引き起こす原因にもなりかねません。そうしたことがのちに、不妊症《ふにんしょう》につながることもありえるのです。

妊娠中の歯の治療はやっぱり避けるべき

妊娠中は麻酔薬をはじめ、使えない薬も多いため、歯の治療は避けるべき時期です。歯列矯正をするなどはもってのほかです。

妊娠にともない女性の体のホルモンバランスは急激に変化をします。情緒的にも敏感になるし、外的な刺激すべてに体は敏感に反応します。おなかが大きくなるにともない、体重の支え方が変わり、骨盤の傾きも妊娠前とは変化します。

そんなときに、歯を矯正装置でギューギュー締めつけたら、どれだけ体にストレスが加わるか。流産につながるリスクもあるでしょう。抜歯をすることももちろん避けるべきです。

安全な妊娠と出産をするためには、妊娠前からちゃんと嚙める歯をキープできていることが実はとても重要なのです。

妊娠、出産を機に歯がすごく悪くなったという人の話を聞いたことがあると思います。胎児の成長にカルシウムをとられるという説が一般的にはいわれていますが、それは要因としては非常に小さいと私は思っています。

体調の変化や精神的ストレスから、妊娠中の人は嚙みしめが強くなる傾向があります。嚙み合わせの状態が悪い人ほど、嚙みしめによる負担が歯や歯周組織、咀嚼筋にかかる。妊娠中は体の免疫力が下がり、歯のまわりに炎症が起きやすくなります。妊娠性の歯肉炎《しにくえん》、智歯周囲炎《ちししゅういえん》（半分埋没した親しらずのまわりの歯肉に起こる炎症）など歯肉の炎症をともない、歯がグラグラしたり、痛んだりという症状が出てきます。そのため嚙みにくくなり、嚙み方の偏りが大きくなり、やがて嚙み合わせをさらに悪くする。妊娠を機に歯がボロボロになったというのは、妊娠による体調の変化がそうした悪循環を引き起こしたためと考えられます。

妊娠中や出産時に嚙みしめや食いしばりが増えたとしても、あるいは、多少の歯肉炎が起こったとしても、「健康で丈夫な歯」であれば、それらの悪条件から大きなダメージをうけることなく、やりすごせます。

これから妊娠、出産をする女性たちには、妊娠前の歯の健康管理が大事だということを知っておいていただきたいと思います。

でも、気にしすぎは逆効果

さて、この章では顎の動き、筋肉の状態を含めて、嚙み合わせがいかに大事かということを説明しました。「ちゃんと嚙める」ことが女性の「キレイ」や、妊娠や出産にも大きく影響することを納得していただけたでしょうか？

ひとつ付け加えておきたいのは、そのくらい嚙み合わせは大事なことだけれど、気にしすぎもよくないということです。

テレビの健康番組などを見たあとに、自分の体がすごく不安になることがありますよね。「頭痛が脳腫瘍《のうしゅよう》のシグナルになる」なんてことを聞くと、ひょっとして私も脳腫瘍じゃないだろうか、などと悪い想像だけが大きくなるということがあります。

実際、そうした番組のあと、不安になった患者さんで病院の診察室がいっぱいになる、というようなこともあるようです。

けれど、心配のしすぎは、これまた心のストレスになります。

歯についても、気にしすぎるのは、決してプラスにはなりません。嚙み合わせがおかしいのではないかという不安が頭から離れなくなったら、それこそ咀嚼筋は緊張して、今までちゃんと嚙めていたものが嚙めなくなるということも起こりえます。

例えば、嚙みグセの偏りを減らすために、ガムでリハビリテーションをするのは、やっていただきたいことのひとつです。でも、食事をするときに常に、左で10回、右で10回と数えながら食べるなど、完璧主義的に左右同数を目指す必要はありません。神経質になりすぎると、「どこかおかしい」と強迫観念のようなものが大きくなりがちなのです。

「ちゃんと嚙める」ということは、頭でいちいち考えなくても、スムーズに顎が動き、歯が噛み合ってくれてこそなのです。いちいち考えすぎるのは、脳からの指令で作動していた咀嚼システムに、いちいち「まった」をかけるようなものです。

自分の体の成長とともに作り上げられてきた咀嚼システムを信頼して、よほどのことがないかぎりちゃんと機能してくれるだろう、というくらいの、ほどほどの楽観も実は大事なのです。

もっとも、楽観するには「日ごろから歯には悪いことはしていないのだから」という裏付けが必要なわけですが。

歯と全身のことを理解したうえで、歯のことは気にしすぎず、おいしく物が食べられる。それが、目指すべき姿なのです。

あとがき

ある老婦人に新しい総入れ歯を入れたときのこと、手にした鏡を見ながら、

「これでは紅《べに》も引けないわ」

と言われました。かなりの高齢でしたので「紅」という言葉に正直驚きました。前歯の位置がわずか1ミリ程内側にあったので唇のふくらみが充分でないというのです。続けてきれいに並んだ人工歯を見て、

「整いすぎていて不自然だ。これではいかにも入れ歯のようだし、少し乱れていたほうがより自然な感じがする。それに歯の色も白すぎる」

と言われました。もう何年も前の出来事ですが女性の「キレイ」へのこだわりを教えられた貴重な体験でした。


若いときは歯列矯正をしてでも白い歯できれいに並べ変えたいと願い、年をとって

入れ歯になるとそれは不自然だと訴える――。女性の「キレイ」へのこだわりは、我我男性の理解を超えたパワーを秘めているようです。

こうした「キレイ」にこだわるパワーも、メイクやファッション、ヘアースタイルなどで自分の感性や個性をアピールするのであれば、健全な自己表現といえますが、「キレイ」へのこだわりが、無理なダイエットや安易な美容整形、歯列矯正に向かってしまうと、それは危険な肉体改造にほかなりません。そして、危険な肉体改造による悲惨な実態を正確に伝える情報は少なく、目に付きやすいのは良いことばかりの宣伝文句です。

特に歯に対しては削ったり、抜いたりすることが普通の治療としても受け入れられているせいか、審美や歯列矯正で歯をいじることに対する抵抗感が年々小さくなっているように感じられます。

また、歯科界も歯科医師過剰が問題になっており、虫歯や入れ歯以外の新しいマーケットを開拓しようと審美歯科や歯列矯正を掲げる歯科医院が増えています。

しかし、歯をいじることのリスクを事前に説明しないばかりか、噛み合わせと全身が密接に連係していることを認識していない歯科医が多いのも事実なのです。こうした現状が本書で報告したような、噛み合わせの急激な変化による体調不良に苦しんでいる人を増やし続けています。安易に歯をいじるのは大変危険です。

本書によって「キレイ」へのこだわりのパワーが健全な方向へ軌道修正されることを願ってやみません。

２０００年11月

文庫版　あとがき

旧著が3年前に発行されてから、様々な感想を頂きました。その中で最も多かったのが「歯列矯正は良いことばかりだと思っていたが、怖いこともあるのですね。初めて知りました。」というものです。しかし、安易な歯列矯正で口の機能を損なう恐れがあることを認知している方は圧倒的に少数です。一般的には「歯列矯正はお金はかかるけれど、歯並びを揃えるのは正しいこと」と信じられています。

また、この3年の間に「外見至上主義」とも言える危険な価値観は若い世代を中心に急速に広がり、本来、個性であったはずの身体的な特徴が、新たなコンプレックスの対象になり、不要な悩みを抱える結果を招いています。美容整形や歯列矯正を推奨するようなテレビ番組も登場し、こうした傾向に拍車をかけています。もはや、「人間、外見より中身が大切」は古い考え方として追いやられ、コンプレックス解消としての説得力を失ってしまったようです。この状況下にあっても、美容整形や成人の歯列矯正の消費は落ちることはなく、「外見至上主義」に捕われた肉体改造への抵抗感は薄れていくばかりです。

このような風潮に乗って宣伝されている歯列矯正が本当に「良いことばかり」であれば、何の問題もありません。しかし、歯列矯正（特に成人矯正）を受け、口だけではなく、体の健康を損なってしまった人は増え続けています。

歯列矯正による全身の諸症状が、個々の矯正術の失敗や人為的な過失に原因があれば、個別の医療過誤として捉えることも可能ですが、残念ながらそうではありません。問題はより深いところに潜んでいます。歯を移動させる歯列矯正には根本的なリスクが必ず伴います。噛み合わせが狂ってしまうと頭痛や肩凝り等の原因になることはマスコミで頻繁に取り上げられることもあって、広く知られるようになってきました。しかし、これがなかなか歯列矯正と結びつかないのです。

歯を移動させれば噛み合わせ（咀嚼システム）は変化し、体の他の器官やシステムに多少を問わず必ず影響を与えます。その影響の表れ方には個人差があり、ほとんど何も起らない人と悪影響に苦しむ人に分かれるのです。そして、歯を移動させることのリスクを認識していない、あるいは認識しようとしない矯正医が多いことも、この問題が解決しない大きな要因にもなっています。ですから、見た目を整えるための矯正治療を受けないことが、リスク回避の最善策とも言えるのです。

それでも歯並びが気になると言う人のために、口の機能を保ったままコンプレックスを解消するためのより安全な方法と、子供のための家庭でできるよりよい歯並びと咀嚼システムの育成法も提示しましたので、参考になれば幸いです。

歯列矯正に限らずこれからの歯科治療は、「健全な咀嚼システムの育成（幼、少年期）」と「各人固有の咀嚼システムの維持安定（青、中年期）」、「代替歯（入れ歯）による咀嚼システムの維持（老年期）」の3段階に分け、それぞれの時期と目的にあった適切な治療が行れるべきだと考えます。少なくとも口の機能や、全身の健康を損なう恐れのある安易な治療は絶対に避けるべきです。

最後に、本書がきっかけとなって、見た目優先の歯列矯正による犠牲者がこれ以上出ないことを願って止みません。

2003年8月

林　晋哉
林　裕之

本作品は二〇〇〇年十二月、小社より刊行された『女のキレイは「歯」と「口もと」から』を文庫収録にあたり加筆、改筆したものです。

林 晋哉―1962年、東京都に生まれる。日本大学歯学部を卒業後、勤務医を経て東京・中野に歯科医療研究センターを併設した林歯科を開業。「噛み合わせと全身の健康」に主眼を置いて治療を行っている。歯科医師。共著書には『いい歯医者 悪い歯医者』(講談社＋α文庫)などがある。

●**連絡先** 林歯科
東京都中野区弥生町2-3-13
☎03-3299-8041

林 裕之―1956年、東京都に生まれる。日本歯科大学附属歯科専門学校を卒業後、ラボ(技工所)勤務を経て歯科医療研究センターを開設。技工士としての仕事とともにより良い歯科医療について研究を重ねている。歯科技工士。共著書には『いい歯医者 悪い歯医者』(講談社＋α文庫)などがある。

●**連絡先** 歯科医療研究センター
東京都中野区弥生町2-3-13
☎03-3299-8045

講談社＋α文庫 **女《おんな》のキレイは「歯《は》」と「口《くち》もと」から**
―― 歯医者が絶対に言わない歯列矯正の真実
林《はやし》 晋哉《しんや》＋林《はやし》 裕之《ひろゆき》

2003年9月20日第1刷発行

発行者――――野間佐和子
発行所――――株式会社 講談社
東京都文京区音羽2-12-21 〒112-8001
電話 出版部(03)5395-3530
販売部(03)5395-5817
業務部(03)5395-3615

装画――――緒方 環
デザイン――――鈴木成一デザイン室
カバー印刷――――凸版印刷株式会社
印刷――――慶昌堂印刷株式会社
製本――――有限会社中澤製本所

落丁本・乱丁本は購入書店名を明記のうえ、小社書籍業務部あてにお送りください。
送料は小社負担にてお取り替えします。
なお、この本の内容についてのお問い合わせは
生活文化第三出版部あてにお願いいたします。
Printed in Japan ISBN4-06-256782-2
定価はカバーに表示してあります。